Angewandte Irisdiagnose und funktionale Therapie an 15 Fallbeispielen

Bernhard Kranzberger · Stefan Mair · Michael Schünemann

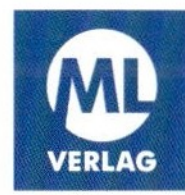

Wichtiger Hinweis: Die in diesem Buch gemachten Aussagen zu Methoden, Risiken usw. wurden von den Autoren sorgfältig erarbeitet und geprüft. Dennoch erfolgen alle Angaben ohne Gewähr. Weder die Autoren noch der Verlag können für eventuelle Nachteile und Schäden eine Haftung übernehmen, die aus den im Buch gemachten Hinweisen resultieren. Die in diesem Buch enthaltenen Ratschläge können und sollen keine fachliche Beratung durch Arzt oder Heilpraktiker ersetzen.

Gender-Hinweis: Aus Gründen der besseren Lesbarkeit wird auf eine geschlechtsspezifische Differenzierung verzichtet. Entsprechende Begriffe gelten im Sinne der Gleichbehandlung grundsätzlich für alle Geschlechter. Die verkürzte Sprachform beinhaltet keine Wertung.

1. Auflage 2024

Druck: Generál Nyomda Kft., H–6727 Szeged

www.ml-buchverlag.de

ISBN (Buch): 978-3-96474-717-4
ISBN (E-Book/PDF): 978-3-96474-718-1

Inhaltsverzeichnis

Vorwort 5

Einleitung 6

Ablauf der augendiagnostischen Betrachtungsweise 7

15 Fallbeispiele mit Bildern

Fallbeispiel Nr. 1 13
Fallbeispiel Nr. 2 21
Fallbeispiel Nr. 3 29
Fallbeispiel Nr. 4 37
Fallbeispiel Nr. 5 45
Fallbeispiel Nr. 6 53
Fallbeispiel Nr. 7 61
Fallbeispiel Nr. 8 67
Fallbeispiel Nr. 9 75
Fallbeispiel Nr. 10 83
Fallbeispiel Nr. 11 91
Fallbeispiel Nr. 12 99
Fallbeispiel Nr. 13 107
Fallbeispiel Nr. 14 115
Fallbeispiel Nr. 15 123
Literaturverzeichnis 129

Vorwort

Die Idee zu diesem Buch kommt aus einer langjährigen Beschäftigung mit der Augendiagnose. Wir, die Autoren, befassen uns seit über 20 Jahren innerhalb unseres privaten Arbeitskreises für Augendiagnose mit dieser Thematik.

Unsere Ausbildung an der Josef-Angerer-Schule, die Teilnahme an den Seminaren für traditionelle Naturheilkunde unter Leitung von Joachim Broy und Werner Hemm, sowie eine langjährige Berufserfahrung haben uns zu dem Entschluss gebracht, praktische Fallbeispiele auszuarbeiten und einem interessierten Leserkreis zugänglich zu machen.

Das Buch soll veranschaulichen, dass Augendiagnose einen durchaus differenzierten Blick auf das Geschehen im Organismus erlaubt und so auch zu einer abgestuften Therapie – jenseits der oft üblichen (einfachen) Zuordnungstherapien – führt.

Einleitung

Das vorliegende Buch stellt Fälle aus der alltäglichen Praxis vor. Jedes Augenpaar behandelt einen individuellen Fall.

Jede Fallanalyse gliedert sich folgendermaßen:

- Personenbeschreibung
- Wertung gemäß der augendiagnostischen Stufenregel
- Konstitution
- regionäre Betrachtung
- Energietransformation
- sektorale Betrachtung
- harmonische Linien
- Fazit
- humoralpathologische Zusammenschau
- Therapiekonzept

Ablauf der augendiagnostischen Betrachtungsweise

1. Erst rechtes Auge, dann linkes Auge.
   Das rechte Auge zeigt die („gewollte") genetische Stoffwechselsituation.
   Das linke Auge zeigt den aktuellen Stand.
   Die Relation von Soll-Zustand (rechtes Auge) und Ist-Zustand (linkes Auge) kann Aufschluss geben bezüglich der Historie des individuellen Stoffwechselgeschehens, wie auch der biologisch vorhandenen Reserven.

2. Wertung gemäß der augendiagnostischen Stufenregel als allgemeine Betrachtung der Qualität von Anpassungsfähigkeit des Organismus in Abhängigkeit von Tonus und Resistenz.
   Die Wertigkeit (1 bis 6) hängt ab von der Stromadichte, dem Grad der Fremdeinfärbungen (Pigmente) und der Häufung von Strukturzeichen in der Iris.
   Die Wertung zeigt die Belastbarkeit und den Freiheitsgrad des Individuums und nicht die Konstitution.

3. Konstitution verstehen wir als genetische Voraussetzung, einwirkende Umweltbedingungen plus Zeitfaktor nach Joachim Broy.
   Daher sind Konstitutionen kein Urteil als Endpunkt, sondern in einem gewissen Zeit-Raum-Spektrum wandelbar.
   Konstitution wird unter dem Hintergrund der abgestuften Wertung (siehe oben) betrachtet.

4. Betrachtung von innen nach außen, dem Ablauf des Stoffwechselflusses entsprechend (siehe Energietransformation)
   Durch diese Betrachtungsweise ergibt sich das energetische Stoffwechselkonzept der Person.

5. Sektorale Betrachtungsweise: sie ist gekennzeichnet durch die organspezifische Topographie. Hier zeigen sich die System-Funktionen der einzelnen Organe.

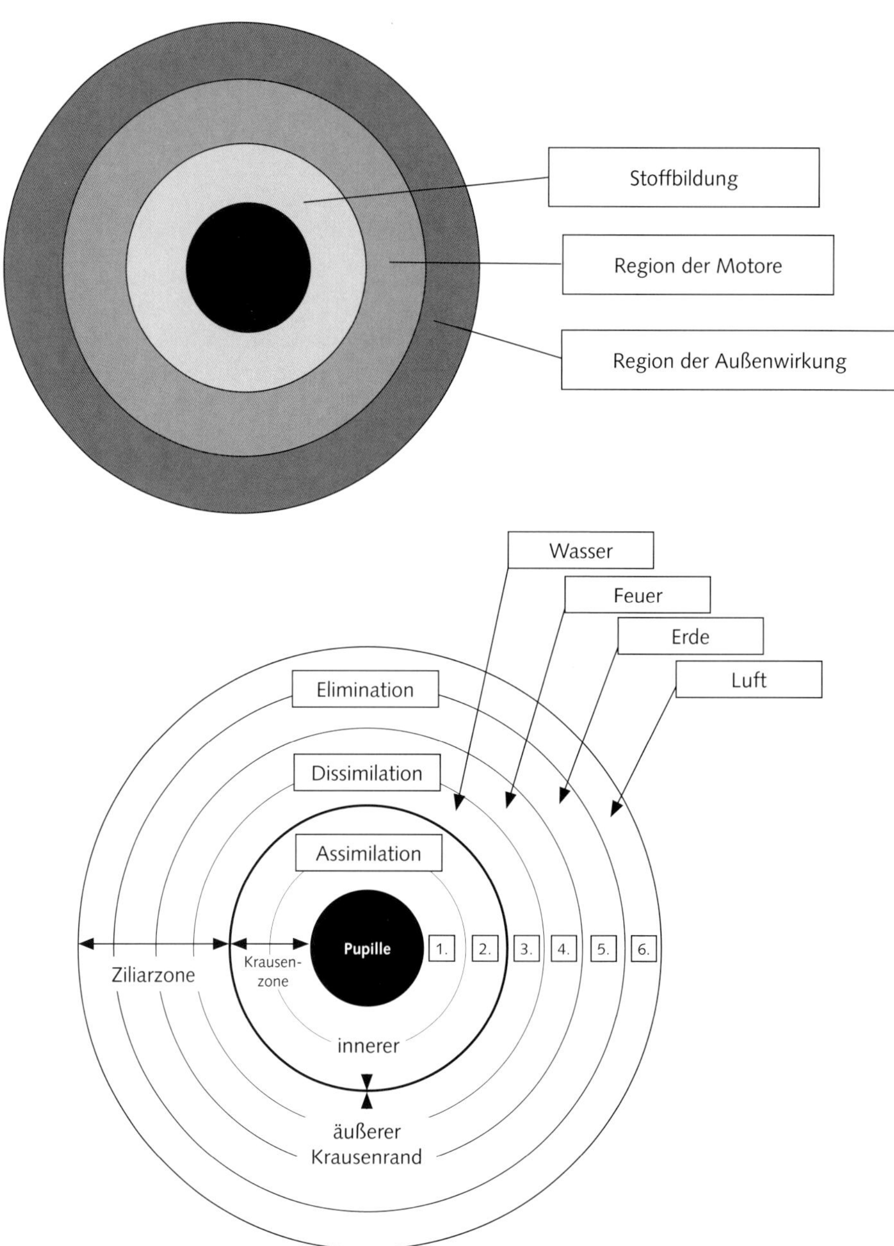
Stoffbildung
Region der Motore
Region der Außenwirkung
Wasser
Feuer
Erde
Luft
Elimination
Dissimilation
Assimilation
Pupille
1.
2.
3.
4.
5.
6.
Ziliarzone
Krausen-
zone
innerer
äußerer
Krausenrand

6. Die harmonischen Linien stellen die konsensuelle / antagonistische Verbindung sich gegenüberliegender Sektoren dar. In Vernetzung mit der regionären Betrachtung wird so die Beurteilung der individuellen Pathologie (diagnostisch und prognostisch) ermöglicht.

7. Das Fazit resümiert alle relevanten Struktur- und Funktionsstörungen, die sich aus der Zeichensetzung im Auge ergeben.

8. In der humoralpathologischen Zusammenschau wird in der Tradition des humoralpathologischen Modells der individuelle Fall im ganzheitlichen Sinne zusammenfassend dargestellt.

9. Das Therapiekonzept zeigt zunächst den roten Faden des therapeutischen Vorgehens im Allgemeinen auf; im speziellen Teil werden ausgehend von einem Basisrezept verschiedene medikamentöse Vorschläge entwickelt.

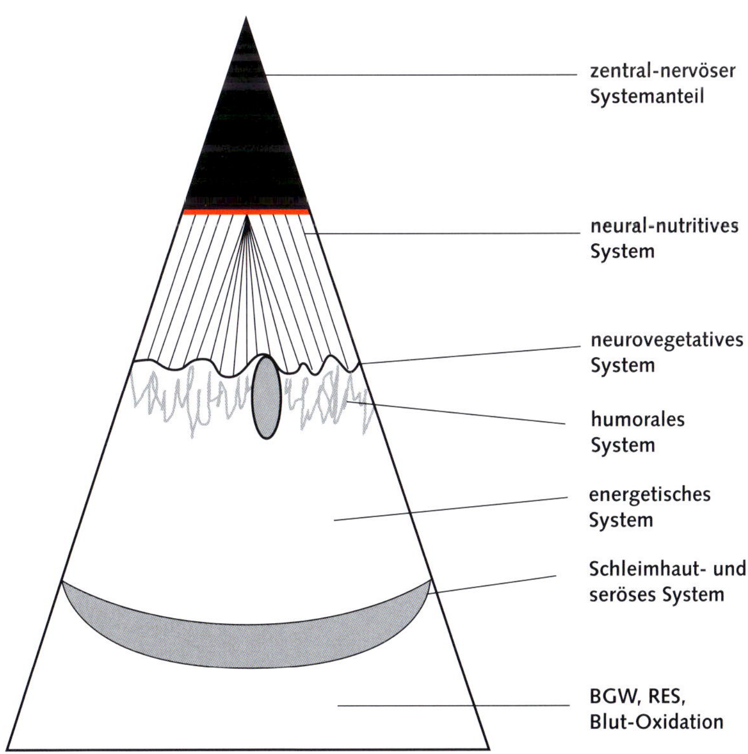

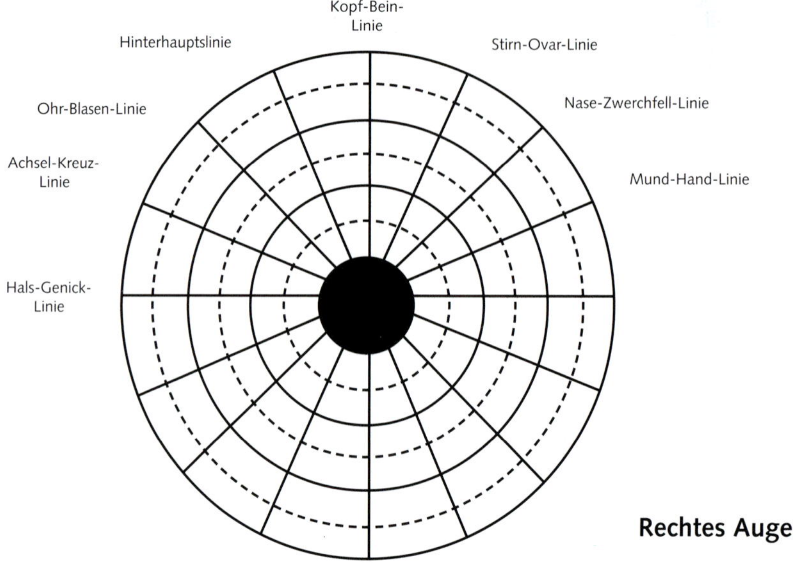

Rechtes Auge

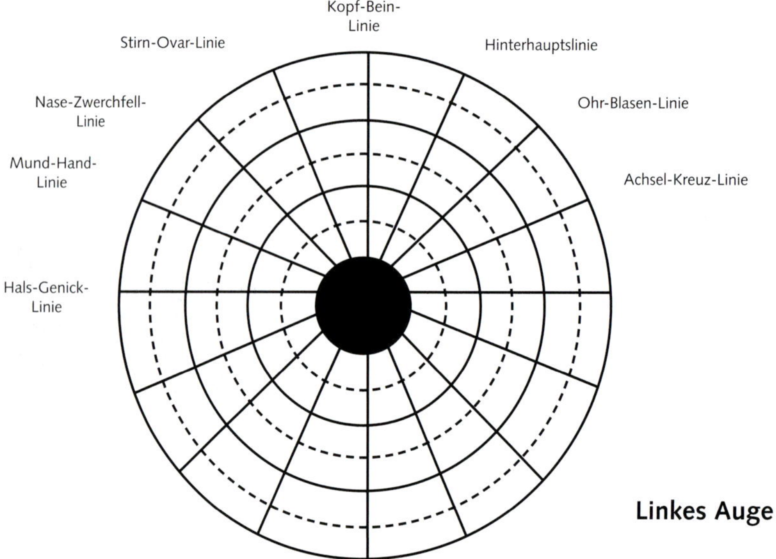

Linkes Auge

15 Fallbeispiele mit Bildern

Fallbeispiel Nr. 1

Personenbeschreibung

Geschlecht	weiblich
Geburtsjahr	1961
Erstbehandlung	2013
Beschwerdebild	Zustand nach Mamma-Carcinom rechts, akute Hyperthyreose
Vorerkrankungen	bekannte Hyperthyreose
Operationen	Teilresektion der Schilddrüse, Teilresektion der Mamma rechts
Familienanamnese	keine bekannten Vorerkrankungen, drei Kinder

Wertung	3
Konstitution	lymphatisch-hyperplastische Konstitution

Rechtes Auge

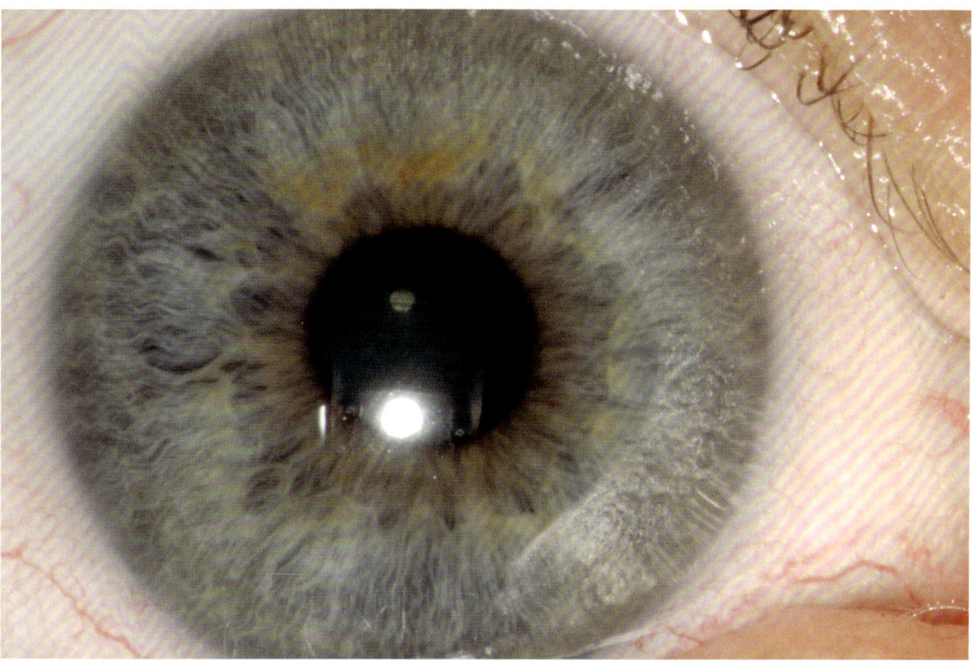

Regionäre Betrachtung	
Pupille	Geradehaltestrecken (1` – 4`, 15` – 20`, 40` – 44`, 55` – 0`)
Krausenzone	Sphinkterregion sichtbar, teilweise pigmentiert, abgedunkelt und aufgehellt, 2. Region aufgelockert
Krause	Krause nicht durchgängig, teilweise pigmentiert, 5` – 10` eingedrückte Krause, 12` – 25` Geradehaltestrecke, diverse Belastungsausläufer
humorale Region	humorale Region sichtbar, mit Schärfen besetzt
4. Region	teilweise aufgehellt, teilweise abgedunkelt, Lockerungen
5. Region	beginnende Schärfendarstellung
6. Region	kaum gezeichnet

Sektorale Betrachtung	
54` – 2`	deutliche Verfärbung der 1.–3. Region
59` – 1`	Lockerung
2` – 4`	Krausenunterbrechung mit Aufhellung und Lockerung innerhalb der Krausenzone
7` – 13`	Bündel mit dazwischenliegender Rarefikation
10` – 20`	Geradehaltestrecke der Krause mit Krausenunterbrechung bei **15`** mit radiärer Zeichnung von der Krausenzone in die mittlere Ziliarzone
22`	krausenständige Rhomboidlakune
25`	Belastungsausläufer mit innenliegender Lockerung und Aufhellung
28` – 32`	Auflockerung mit eingedrückter Krause bei **30`** eingerahmt von Belastungsausläufern
32` – 35`	Bündel
38`	krausenständige Pseudolakune
32` – 42`	Tangentialgefäß
30` – 45`	innen aufgehellte Zirkulärfurchen,
35` – 42`	Verschmierung und Aufhellung
42`	Steinstraße
45` – 46`	eingedrückte Krause mit Lockerung, hier auch Halbseiten lakune durch eine helle Radiäre aktiviert
47` – 49`	Belastungsausläufer mit innenliegender Lockerung, partiell aufgehellter Krause, mit verquollenen Radiären, hellen Verschmierungen in der mittleren Ziliarzone und Krypte in der 4. Region
49` – 53`	Krausenunterbrechung mit Rarefikation in keilförmiger Anordnung mit Basis außen

Harmonische Linien

- Hals-Genick-Linie
- Nase-Zwerchfell-Linie
- Ohr-Blase-Linie
- Stirn-Ovar-Linie

Linkes Auge

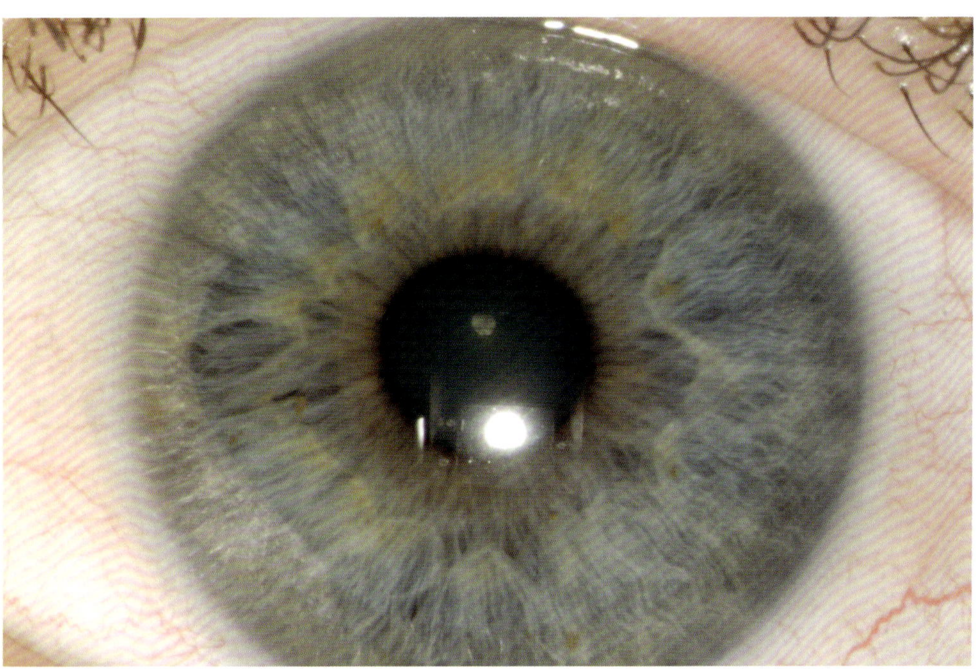

Regionäre Betrachtung	
Pupille	Geradehaltestrecken (2` – 5`, 5` – 17`)
Krausenzone	Sphinkterregion sichtbar, teilweise pigmentiert, abgedunkelt und aufgehellt. 2. Region aufgelockert, nach unten ausgesackte Krausenzone (→ portale Stauung)
Krause	Krause nicht durchgängig, teilweise pigmentiert, diverse Belastungsausläufer
humorale Region	humorale Region sichtbar, mit Schärfen besetzt
4. Region	teilweise aufgehellt, teilweise abgedunkelt, Lockerungen
5. Region	beginnende Schärfendarstellung
6. Region	altersentsprechend abgedunkelt

Sektorale Betrachtung	
1`	Rarefikation mit angelagerter Dunkellinie und inkompletter Krypte in der Krausenzone
2` – 10`	Verfärbung in der 3. Region
10`	Belastungsausläufer mit innenliegender Auflockerung, im Anschluss Rarefikation der 4. Region mit anliegender aufgehellter Radiäre
11` – 15`	hypertrophe Krause mit anschließendem Belastungsausläufer
13`	Büschel
14`	beginnende Lakune
14`	Rarefikation in der 2. Region
20`	Rarefikation krausenständig mit Belastungsausläufer
29`	Belastungsausläufer
29` – 31`	Schwellungsbogen mit heller Radiäre
32`	Torweg
35` – 43`	Geradehaltestrecke der Krause mit Aufhellung in der Ziliarzone
43`	helle Radiäre die Krause durchbrechend mit anliegenden inkompletten Krypten und Aktivierungszeichen innerhalb der Krausenzone
45`	Lakune aus der radiären Achse gekippt
50`	Keilzeichen mit Basis außen

Harmonische Linien

- Hals-Genick-Linie
- Achsel-Kreuz-Linie
- Nase-Zwerchfell-Linie
- Kleinhirn-Mastdarm-Linie (Hinterhauptslinie)

Energietransformation

Rechtes Auge
Assimilation vermindert
Dissimilation erhöht
Elimination (noch) normal

Linkes Auge
Assimilation vermindert
Dissimilation erhöht
Elimination (noch) normal

Fazit

Die lymphatisch-hyperplastische Konstitution besagt, dass zu viel Lymphe zu wenig bewegt wird. Durch die hier erhöhte plastische Kraft der Lymphe ergibt sich die Möglichkeit zum tumorösen Geschehen.
Durch die Hyperplasie des Lymphsystems ergeben sich neben der dissimilatorischen Minderung zum einen ein gestörter Mineralhaushalt (Schilddrüse und Nebenschilddrüse), zum anderen ein funktional überwiegendes Lymphsystem mit daraus resultierender endokriner Insuffizienz.
Die tumoröse Situation zeigt sich im rechten Auge als Krausenunterbrechung (49` – 53`) mit Rarefikation in keilförmiger Anordnung mit Basis außen. Die Zeichnung geht durch bis zur Pupille und zeigt so, dass das Ordnungsprinzip beginnend bei der zentralen Idee (Pupille) über die Umsetzung im Vegetativum (Krause) bis hinein ins Gewebe (mittlere Ziliarzone) gestört ist.
Im linken Auge zeigt sich die Situation als hypertrophe Krause (11` – 15`) mit anschließendem Belastungsausläufer, Büschelbildung und beginnender Lakune.
Naturheilkundlich heißt es: keine Schilddrüsenstörung ohne funktionelle Leber-Galle-Störung.
Das Hinweiszeichen für die Disposition zur Schilddrüsenstörung ist im linken Auge die aus der radiären Achse gekippte Lakune (45`) mit relativ hellen innenliegenden Fasern.
Die unter anderem auch dadurch gezeichnete Atmungslinie gibt Hinweis auf Störung des oxidativen Stoffwechsels (Grundumsatz). Die im rechten Auge sich abzeichnende Situation auf 45` zeigt die Dynamik des Geschehens, d.h. die tatsächliche fortschreitende Funktionsstörung der Schilddrüse (thyreo-cardialer Hinweis).
Im rechten Auge zeigt sich die Leber-Galle-Situation (35` – 42`) als Verschmierung und Aufhellung, im linken Auge (35` – 43`) als Geradehaltestrecke der Krause mit Aufhellung in der Ziliarzone.
Das bedeutet eine Überreizung des Leber-Galle-Systems mit kompensatorischer Neigung zur Fettleber.

Humoralpathologische Zusammenschau

Aufgrund der überhitzten Lebersituation kommt es zur Bildung von galligen Schärfen.
Dadurch kommt es im umsetzenden System der Schilddrüse zur Überreizung.
Insgesamt ergibt sich das Bild einer galligen Dyskrasie mit reizbarer Schwäche, Gewebsreizung und -trocknung als Folgen.
Durch die Schärfenbildung erklären sich auch die Störungen im endokrinen Bereich (hypothalamische Reizung mit anschließender endokriner Irritation).
Die Verschmierungszeichen im Leberbereich dürften eher kompensatorich sein.

Therapiekonzept

Allgemeines

Zur Lymphflussaktivierung und leichter Befeuchtung:

- Bewegung in frischer Luft
- Schwimmen

Spezielle Therapie

Taraxacum S Synergon 164

Dosierung: 3-mal täglich 15 Tropfen in Wasser vor dem Essen

Leberfunktionsmittel

Chelidonium N Synergon 55

Dosierung: 3-mal täglich 1 Tablette vor dem Essen im Mund zergehen lassen

Stärkt den Konsens zwischen Galle und Schilddrüse über die Hypophyse

Calcium phosphoricum Synergon 21

Dosierung: 3-mal täglich 1 Tablette vor dem Essen im Mund zergehen lassen

Hauptmittel bei Lymphatismus

Teucrium scorodonia Ø Synergon 15

Dosierung: 3-mal täglich 10 Tropfen in Wasser vor dem Essen

Antidyscraticum

Solunat Nr. 1, Soluna

Dosierung: 3-mal täglich 14 Tropfen in Wasser vor dem Essen

Gegen Verhärtung und Verdichtung im Zellgewebe

X-Ray LM 18 Globuli

Dosierung: morgens 5 Globuli nüchtern im Mund zergehen lassen

Strahlen-Begleit- und Nachsorgetherapie

Fallbeispiel Nr. 2

Personenbeschreibung

Geschlecht	weiblich
Geburtsjahr	1956
Erstbehandlung	1993
Beschwerdebild	rezidivierende lymphatische Stauungen in den oberen und unteren Extremitäten, akneformer Hautausschlag im Rumpfbereich, Mastodynie, neurovegetative Dysregulation, Meteorismus
Vorerkrankungen	EBV-Infektion
Operationen	Appendektomie, Adenotomie
Familienanamnese	keine Auffälligkeiten

Wertung	3
Konstitution	lymphatisch-hyperplastisch im Übergang zu katarrhalisch-rheumatisch

Rechtes Auge

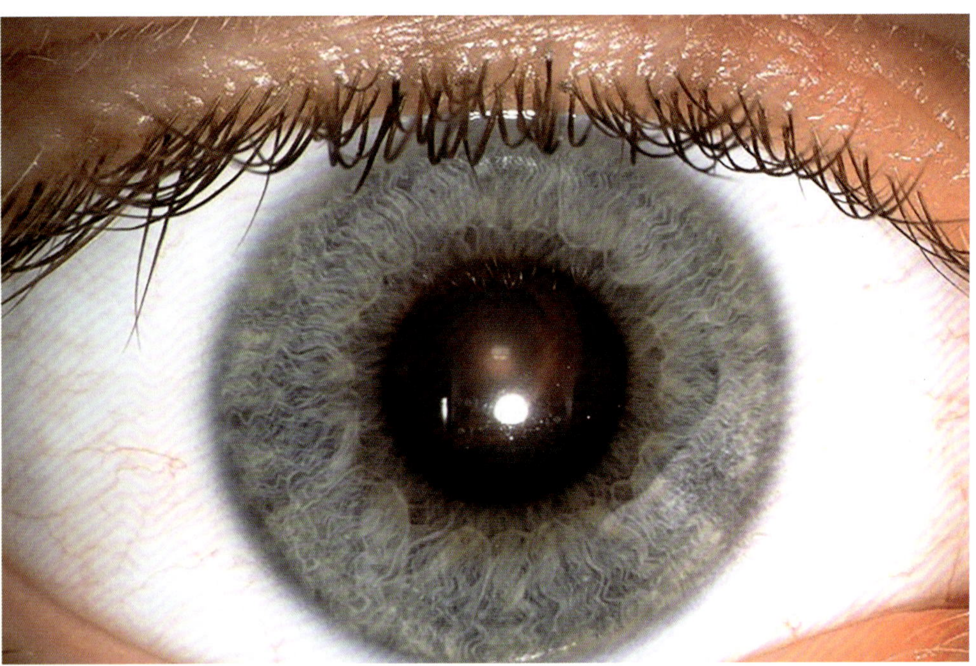

Regionäre Betrachtung	
Pupille	relative Großpupille vermeintliche Pupillendifferenz als Beleuchtungsartefakt, 5` – 12` Geradehaltestrecke, 58` – 2` Geradehaltestrecke
Krausenzone	grob strukturiert mit partieller Risskette, relativ enge Krausenzone, leichte Gelbfärbung, Aufhellungen und Abdunkelungen
Krause	10` – 12` Torweg, 32` – 35` Torweg
humorale Region	teilweise verbreitert, aufgehellt und gelblich verfärbt
4. Region	teilweise abgedunkelt und aufgelockert, Zirkulärfurchen zum Teil gerade
5. Region	gelbliche Verfärbungen und Verdichtungen
6. Region	beginnender Arcus lipoides, partielle Abdunkelung

Sektorale Betrachtung	
58` – 2`	Schwellungsbogen mit innenliegender Rarefikation
2´ – 3`	Keilzeichen mit Basis innen und innenliegender Reizradiäre
3` – 10`	Schwellungsbogen mit eingedrückter Krause und innenliegenden Bündeln (→ HNO-Bereich)
11`	Torweg
12` – 18`	Geradehaltestrecke der Krause mit Abdunkelung in der Ziliarzone
19` – 25`	Schwellungsbogen mit Abdunkelung und Büschelbildung
25` – 35`	Lockerungen, Wellen- und Zickzacklinie bei **29`** (→ Nierenbereich)
35`	Torweg mit verquollener Wellenlinie und anliegender Steinstraße (→ Ovar DD Galle)
35` – 42`	Schwellungsbogen mit innenliegender Sacktransversale und Reizradiäre (→ Leberstauung), im unteren äußeren Quadranten gerade verlaufende, kurze Zirkulärfurchen (→ aktive Kongestionen)
42` – 44`	Keilzeichen mit Basis, außen begrenzt von Wellenlinien

Harmonische Linien

- Kopf-Bein-Linie
- Atmungslinie
- Nase-Zwerchfell-Linie
- Ohr-Blasen-Linie

Linkes Auge

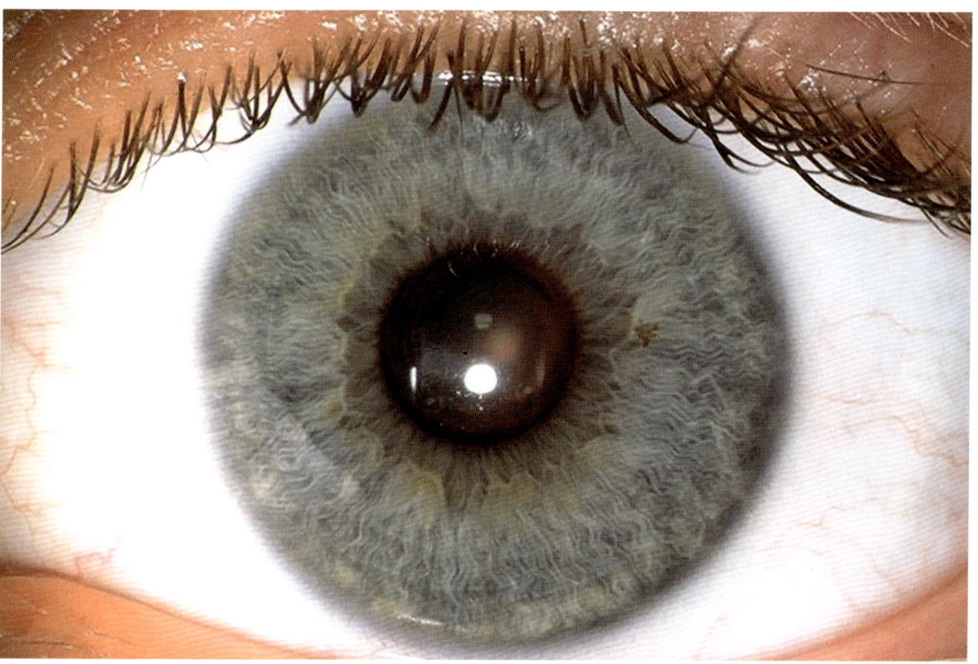

Regionäre Betrachtung	
Pupille	Pupille normal
Krausenzone	grob strukturiert mit partieller Risskette, relativ enge Krausenzone, leichte Gelbfärbung, Aufhellungen und Abdunkelungen
Krause	31` – 33` Torweg, mehrere Geradehaltestrecken
humorale Region	teilweise verbreitert, aufgehellt und gelblich verfärbt
4. Region	teilweise abgedunkelt und aufgelockert, Zirkulärfurchen zum Teil gerade
5. Region	gelbliche Verfärbungen und Verdichtungen
6. Region	beginnender Arcus lipoides, partielle Abdunkelung, Gallelöcher

Sektorale Betrachtung	
58` – 5`	Schwellungsbogen mit innenliegenden Wellenlinien, gekreuzt von aufgehellten Zirkulärfurchen
6` – 10`	Lockerung mit Wellenlinien und bei 10` anliegendem Torweg (→ HNO-Bereich)
13` – 16`	Verschmierung in der 3. Region mit Ausstrahlung in die 4. Region, begrenzt durch aufgehellte Zirkulärfurche
15`	gekämmtes Haar mit anliegendem Leberpigment und eingedrückter Krause (→ Mb. Pfeiffer und Herzbezug)
16`	Neuroblitz
17`	aufgehellte Reizradiäre, gekreuzt von peripherer, aufsteigender Transversale
18` – 25`	Schwellungsbogen mit innenliegenden Rarefikationen, Wellenlinien und aufgehellten Zirkulärfurchen (→ ehemals gespannte Milz in der Erschöpfungsphase)
27`	rückläufige Stauungsradiäre
31`	Torweg (→ Niere)
35` – 37`	Keilzeichen mit Basis außen, eingefasst von Wellenlinien
40` – 44`	Keilzeichen mit Basis außen, innenliegenden Rarefikationen und Wellenlinien
45` – 47`	aufgehellt, verschmiert mit Wellenlinien

Harmonische Linien

- Atmungslinie (Hals-Genick-Linie)
- Ohr-Blasen-Linie
- Kopf-Bein-Linie

Energietransformation

Rechtes Auge

Assimilation leicht vermindert
Dissimilation deutlich vermindert
Elimination leicht vermindert

Linkes Auge

Assimilation leicht vermindert
Dissimilation deutlich vermindert
Elimination deutlicher vermindert als rechts

Fazit

Auf Grund der lymphatischen Hyperplasie besteht eine Insuffizienz des Lymphsystems, somit auch eine Verminderung der internen und externen Elimination.
Die Folgen sind: Retentionstoxikose mit Schlackenbelastung und Vikariationen im Sinne von Ersatzausscheidungen.
So erklären sich der akneforme Hautausschlag, die Magen-Darm-Symptomatik mit Meteorismus und die lymphatischen Stauungen in den Extremitäten.
Durch den Lymphatismus ist die Schwäche im Hormonsystem begründet (besonders im hypophysär-hypothalamischen Regelkreis). Daraus ist auch die Mastodynie zu erklären.
Durch das stattgefundene Pfeiffersche Drüsenfieber wird die ohnehin konstitutionell belastete Milz, als die kleine Schwester der Leber, weiter gereizt und in der Folge in ihrer Funktion gemindert. Das sichtbare Leberpigment im Herzsektor zeigt eine diesbezüglich abgelaufene Belastung des Herzens.

Humoralpathologische Zusammenschau

Die deutlich sichtbaren Schärfen in der dritten und fünften Region sind hier sicherlich das Ergebnis einer überhitzten Leber. Als Folgezustand entsteht eine Stauungsleber (Sacktransversale).
Diese galligen Schärfen sind als Kompensation zur lymphatisch-hyperplastischen Konstitution zu verstehen und auch als Auslöser und Wegbereiter für den Übergang in die katarrhalisch-rheumatische Konstitution wegen der allgemein eliminatorischen Insuffizienz zu sehen. Aus den galligen Schärfen resultiert auch die neurovegetative Dysregulation. Die noch im geringen Maße vorhandenen Gallelöcher deuten bereits den Trocknungsvorgang des Organismus an. Prognostisch muss mit zunehmender Melancholie gerechnet werden.

Therapiekonzept

Allgemeines

- Befeuchtende Maßnahmen (Bäder, Bürstungen)
- Kohlenhydratreiche Ernährung
- Regelmäßige, aber mäßige Bewegung, ausreichend Neutralflüssigkeit
- Regelmäßige Lebensweise

Spezielle Therapie

Ceanothus Synergon 57

Dosierung: 3-mal täglich 15 Tropfen in Wasser vor dem Essen

Milzfunktion, innere Elimination von melancholischen Stoffen

Anacardium N Synergon 162

Dosierung: 3-mal täglich 15 Tropfen in Wasser nach dem Essen

Magenfunktionsmittel, befördert die melancholischen Stoffe nach außen

Calcium Phosphoricum Synergon 21

Dosierung: 3-mal täglich 2 Tabletten vor dem Essen im Mund zergehen lassen

Stützt die Konstitution und stabilisiert das Vegetativum

Chelidonium D4 dil.

Dosierung: 3-mal 10 Tropfen in Wasser nach dem Essen

Zustimmungsmittel der Hypophyse

Fallbeispiel Nr. 3

Personenbeschreibung

Geschlecht	weiblich
Geburtsjahr	1921
Erstbehandlung	vor 1987
Beschwerdebild	Arthrosen diverser Gelenke, HWS-Syndrom, Venosität, Adynamie, Meteorismus, Gallenwegsdyskinesien, Begleitgastropathie, latente Herzinsuffizienz, Apoplekt, zunehmende Demenz, idiopathische Dysphagie
Vorerkrankungen	Trigeminusneuralgie, rezidivierende Gastritiden und Otitiden
Operationen	Appendektomie, Sectio
Familienanamnese	Mutter in Demenz verstorben, Vater gefallen, zwei Kinder: die eine Tochter Depressionen und Asthma bronchiale, die andere Tochter Herzneurosen

Wertung	3
Konstitution	katarrhalisch-rheumatisch

Rechtes Auge

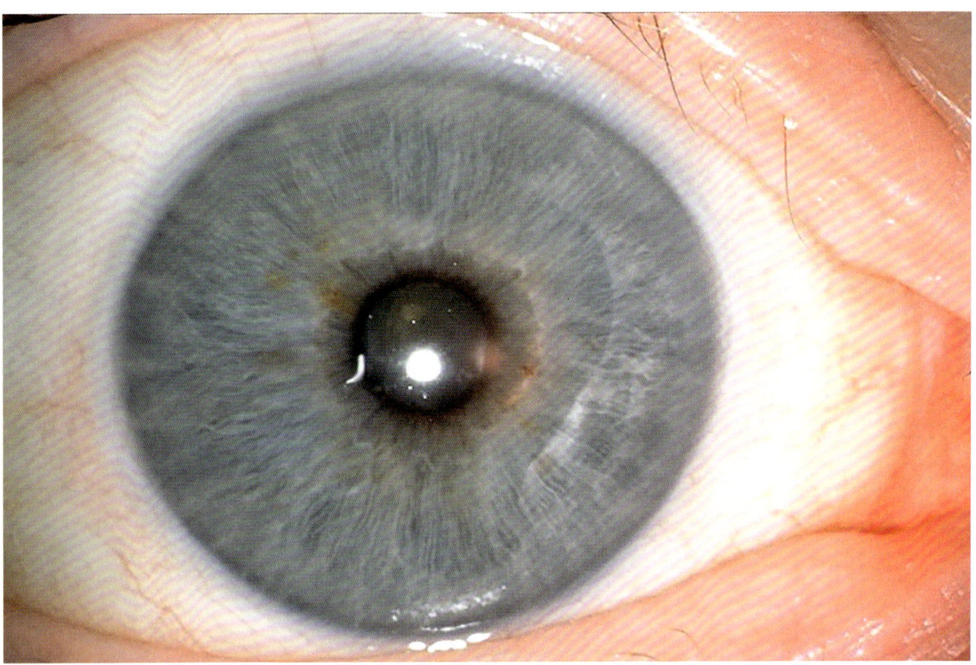

Regionäre Betrachtung	
Pupille	20` – 28` Geradehaltestrecke (⟶ LWS-Bezug)
Krausenzone	Begleitschatten, relativ enge Krausenzone, sichtbarer Sphinkter, grau verfärbt, (⟶ konstitutioneller Aspekt, kalter Magen) dunkle Furchungen, unten ausgebuchtet, Gastrinpigmente (⟶ als Kompensationsversuch zum kalten Magen)
Krause	entrundet, kranial abgeflacht, stellenweise durchbrochen
humorale Region	Gastrinpigmente, im Kopfbereich verbreitert mit Verschmierungen
4. Region	teilweise abgedunkelt und helle Zirkulärfurchen, kranial Verschmierungen
5. Region	Verschmierungen, abgerückte Tophi
6. Region	Arcus lipoides, abgedunkelt, lateral deutlich verbreitert

Sektorale Betrachtung	
48` – 50`	Gastrinpigment von der Krausenzone in die humorale Region hinein
12` – 16`	Schwellungsbogen mit innenliegender Rarefikation, dazu partielle Schlängelung der Krause von 10` – 18`
28` – 31`	aufgehellte Radiären
34` – 40`	Rarefikation mit Pseudolakune und Radiäre bei **40`**
35` – 43`	partielle Abdunkelung in der 6. Region (Leberdreieck)
44`	Wellenlinie

Harmonische Linien

- Hals-Genick-Linie

Linkes Auge

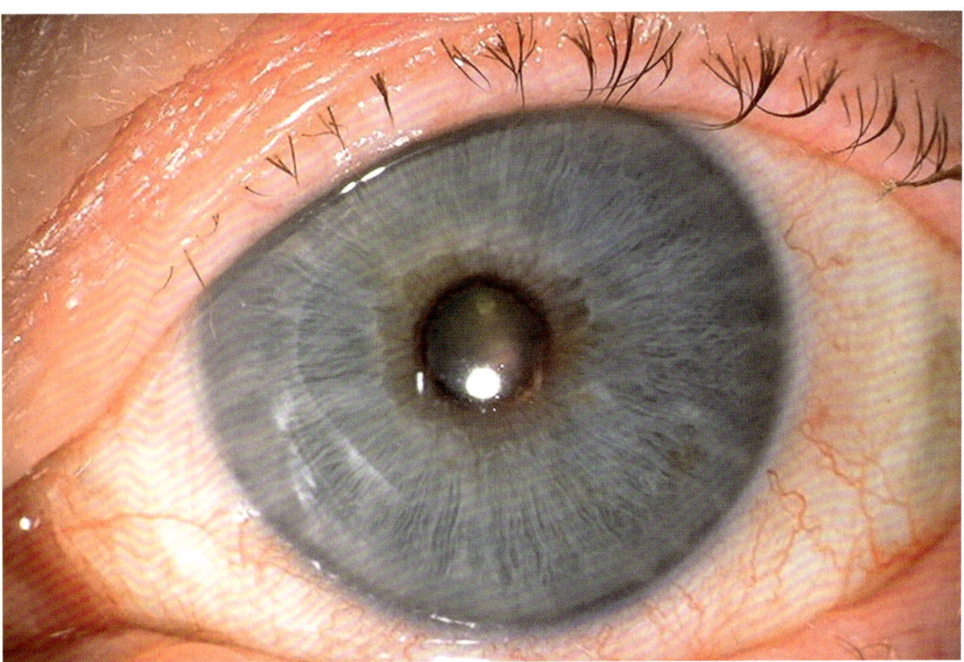

Regionäre Betrachtung	
Pupille	10` – 20` Geradehaltestrecke (→ BWS-Bezug)
Krausenzone	Begleitschatten, relativ enge Krausenzone, lateral ausgebuchtet, sichtbarer Sphinkter, grau verfärbt (→ konstitutioneller Aspekt, kalter Magen), dunkle Furchungen, Gastrinpigmente (→ als Kompensationsversuch zum kalten Magen)
Krause	verschiedene Geradehaltestrecken
humorale Region	Gastrinpigmente, im Kopfbereich, Verschmierungen
4. Region	teilweise abgedunkelt
5. Region	Verschmierungen, abgerückte Tophi
6. Region	Arcus lipoides, abgedunkelt

Sektorale Betrachtung	
10` – 13`	Belastungsausläufer mit innenliegender Rarefikation und weiterlaufenden radiären Strukturen in die 3.–5. Region hinein
16`	vaskularisierte Radiäre
25`	Krausendurchbrechung mit Verklebungszeichen und angelagerter Wellenlinie im Sinne einer Trocknung
33`	Steinstraße
43`	Steinstraße mit Leberdreieck (→ 2. Leberplatz nach J. Angerer)
45`	Reizradiäre mit anliegender Abdunkelung

Harmonische Linien

- Hals-Genick-Linie

Energietransformation

Rechtes Auge

Assimilation, Dissimilation und Elimination vermindert,
altersgemäße Reduktion aller drei Stoffwechselparameter

Linkes Auge

Assimilation, Dissimilation und Elimination vermindert,
altersgemäße Reduktion aller drei Stoffwechselparameter

Fazit

Die sektorale Betrachtungsweise mit ihrer Zeichensetzung steht bei dem Beschwerdebild dieser Patientin nicht an erster Stelle.
Viele der hier zu sehenden Zeichen sind im Einzelnen für das Krankheitsbild nicht relevant.
Die konstitutionelle Betrachtung steht eindeutig im Vordergrund. Die katarrhalisch-rheumatische Konstitution ist in diesem Lebensalter von der Trocknung geprägt.
Entsprechend finden wir hier eine Vielzahl von Trocknungszuständen und deren Folgen: Arthrosen diverser Gelenke, HWS-Syndrom, Venosität, apoplektische Insulte, Herzinsuffizienz, Demenz.
Der Arcus lipoides ist ein weiteres Indiz für eine fortgeschrittene Gewebstrocknung.
Durch die konstitutionell bedingte Übersäuerung lassen sich sowohl die Adynamie als auch die diversen vegetativen Dysregulationen wie Gallenwegsdyskinesien, Begleitgastropathie, Adynamie und Dysphagie erklären.

Das Gastrinpigment ist der Ausdruck der kompensatorischen Bemühung des Systems bei bestehender Adynamie des Kreislaufzentrums Magen.
Somit ist das Gastrinpigment als Antwort auf den Zustand zu sehen, der durch den grau verfärbten Sphinkter und den bestehenden Begleitschatten angedeutet wird.
Die Verschmierungen im Kopfbereich deuten auf einen gestörten Eiweißstoffwechsel des Gehirns hin, der uns hier als Adynamie und Demenz begegnet.
Die Atmungslinie (Hals-Genick Linie) ist hier als prominentes Zeichen sichtbar, vor allem, weil sie sich vom lateralen Sektor des linken bis zum lateralen Sektor des rechten Auges erstreckt. Damit bekommen sowohl die vegetativen als auch die Schwächesymptome eine besonders gravierende Bedeutung.

Humoralpathologische Zusammenschau

Wie schon im Fazit angedeutet, steht hier die übermäßige Trocknung im Vordergrund, die sich in den humoralen Gegebenheiten widerspiegeln muss.
Der Begleitschatten ist ein Ausdruck des Alters, das humoralpathologisch eine Lebensphase der Auskühlung und Trocknung darstellt.
Das Gehirn als feuchtestes Organ ist in diesem Zusammenhang in erster Linie betroffen. Die vorhandene Demenz und Adynamie sind hieraus erklärbar. Im Auge zeigt sich dies als Verschmierung in der Kopfregion. Die Kristallose entspricht einer allgemeinen Trocknung. Sie zeigt sich hier dramatisch im apoplektischen Insult.
Auch die Venosität ist ein Ausdruck vorhandener Cruditäten, die aus einer insuffizienten Kochung, die vom Beginn der Verdauung bis in den intermediären Stoffwechsel reicht, entsteht.
Die Gelenksymptomatik ist ein weiteres Indiz für das Endstadium der katarrhalisch-rheumatischen Konstitution.

Therapiekonzept

Allgemeines

- Befeuchtende Maßnahmen zum Erhalt der Restfeuchtigkeit

Spezielle Therapie

Anacardium N Synergon 162

Dosierung: 3-mal täglich 10 Tropfen in Wasser vor dem Essen
Reguliert Tonus und Turgor der aktiven Verdauungsdrüsen

Calcium phosphoricum Synergon 21

Dosierung: 3-mal täglich 2 Tabletten vor dem Essen im Mund zergehen lassen

Ermöglicht das humorale Fließgleichgewicht aller Körperflüssigkeiten, vermittelt Elastizität, katarrhalisch-rheumatischer Formenkreis, Venosität, wirkt vorzeitiger Trocknung entgegen

EF BLW ER Nr. 566 Kalium jodatum Fa. Hofmann & Sommer

Dosierung: 3-mal täglich 10 Tropfen in Wasser vor dem Essen

Vermittelt Elastizität für das Gefäßsystem, Kristallosetendenz (Gefäßgicht)

Rp.: Großgelenk-Arthrose-Pulver (nach Werner Hemm)

Seama 4 Globuli 50,0 Fa. Hofmann & Sommer

D.S. 3-mal täglich 15 Globuli vor dem Essen hier zur Stabilisierung von Arthrosen der großen Gelenke

Fol. c. Flor. Crataegi

f. spec.,

D.S. 1 Teelöffel/1 Tasse, Infus, 10 Minuten zugedeckt ziehen lassen; morgens und mittags 1 Tasse

Altersherz, ökonomisiert die Sauerstoffverwertung am Herzen

Fallbeispiel Nr. 4

Personenbeschreibung

Geschlecht	weiblich
Geburtsjahr	1944
Erstbehandlung	vor 1980
Beschwerdebild	Depressionen, vegetative Dystonie, allergisches Asthma, beginnendes Glaukom, Klimakterium, Migräne
Vorerkrankungen	Diphtherie
Operationen	keine
Familienanamnese	Vater Alzheimer, Mutter Altersdemenz, Schwester Herzneurosen

Wertung	4, Grundfarbe blau
Konstitution	katarrhalisch-rheumatisch

Rechtes Auge

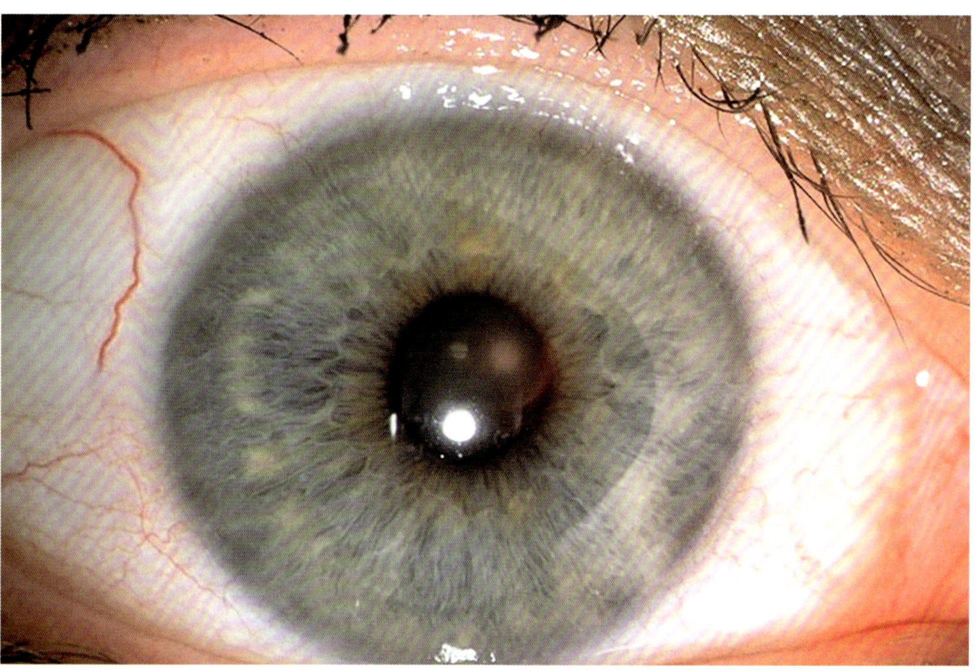

Regionäre Betrachtung	
Pupille	17` – 28` Geradehaltestrecke (→ LWS-Bezug)
Krausenzone	Graufärbung, beginnender Begleitschatten, Sphinkter sichtbar, gröberes Relief (→ intramuraler Übersprung), Gastrinpigmente
Krause	Krausenausbuchtung bei 12`, Belastungsausläufer bei 16` mit innenliegender Lockerung, multiple Geradehaltestrecken, 46` Belastungsausläufer mit innenliegender Rarefikation
humorale Region	Gastrinpigment von 58` bis 2`, Verschmierungen im Kopfbereich
4. Region	helle Zirkulärfurchen, kraniale Verschmierungen, teilweise abgedunkelt und aufgelockert
5. Region	verbreitert, Verschmierungen, abgerückte, gelb verfärbte Tophi (→ Retentionstoxikose)
6. Region	Arcus lipoides, abgedunkelt, lateral deutlich verbreitert, Außenorganzeichen

Sektorale Betrachtung	
13` – 16`	Schwellungsbogen mit innenliegender Rarefikation
16`	Belastungsausläufer mit Reizradiäre und angelagerter Dunkellinie in der mittleren Ziliarzone
16` – 18`	Rarefikation
18`	vaskularisierte Radiäre
21`	aufgehellte Reizradiäre mit innenliegender Rarefikation
35`	Wellenlinie mit unterbrochenen Zirkulärfurchen
42`	dünne helle Reizradiäre, die die Zirukulärfurche durchbricht
44`	Wellenlinie, die die Zirkulärfurche durchbricht
45` – 50`	abgedunkelte 3. und 4. Region mit abgerückten, gelb verfärbten Tophi, dazu gezackte Krausenkonfiguration mit partiell aufgehellter Krausenzone und innenliegender Dunkellinie

Harmonische Linien

- Ohr-Blasen-Linie
- Hals-Genick-Linie
- Nase-Zwerchfell-Linie

Linkes Auge

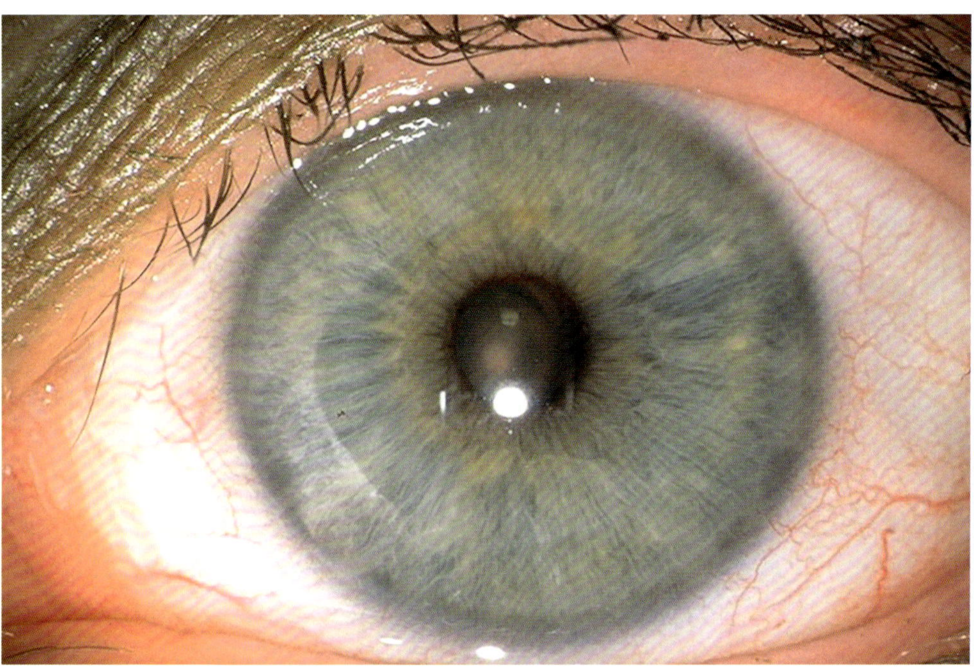

Regionäre Betrachtung	
Pupille	10` – 20` Geradehaltestrecke (→ BWS-Bezug)
Krausenzone	Graufärbung, beginnender Begleitschatten, Sphinkter sichtbar, gröberes Relief (→ intramuraler Übersprung), Gastrinpigmente
Krause	multiple Geradehaltestrecken, Belastungsausläufer bei 10` mit innenliegender Rarefikation, Belastungsausläufer bei 16` mit innenliegender Rarefikation, pupillenwärts eingebuchtete Krause bei 22` (→ Verdacht auf Ulcusnarbe mit Schrumpfung)
humorale Region	Gastrinpigmente, Verschmierungen im Kopfbereich, teilweise abgedunkelt
4. Region	teilweise abgedunkelt und Auflockerungen, kraniale Verschmierungen
5. Region	verbreitert, Verschmierungen, abgerückte, gelb verfärbte Tophi (→ Retentionstoxikose)
6. Region	Arcus lipoides, abgedunkelt, lateral deutlich verbreitert, Außenorganzeichen

Sektorale Betrachtung	
11´ – 14`	Keilzeichen (vom Limbusrand bis zur Pupille gehend, Basis außen) mit innenliegender teils vaskularisierter Ärgerlinie
12`	Adhäsivzeichen
16`	vaskularisierte Radiäre
25`	Krausendurchbrechung mit Verklebungszeichen und angelagerter Wellenlinie (→ im Sinne einer Trocknung)
30` – 34`	Schwellungszeichen mit innenliegender Steinstraße
43`	Steinstraße
45`	Reizradiäre mit innenliegender Abdunkelung

Harmonische Linien

- Nase-Zwerchfell-Linie
- Hals-Genick-Linie

Energietransformation

Rechtes Auge	**Linkes Auge**
Assimilation vermindert,	Assimilation vermindert,
Dissimilation teilweise vermindert,	Dissimilation teilweise vermindert,
Elimination vermindert, nicht altersgemäße	Elimination vermindert, nicht altersgemäße
Reduktion aller drei Stoffwechselparameter	Reduktion aller drei Stoffwechselparameter

Fazit

Die Aspekte der Energietransformation, Stoffaufnahme, Stoffverwertung, Energiebereitstellung und Ausscheidung der Stoffwechselendprodukte sind im vorliegenden Fall in Bezug auf das Lebensalter zu stark vermindert.
Zurückgebliebene Stoffwechselprodukte werden ungenügend ausgeschieden. Dies bezeichnet man als Retentionstoxikose.
Im Sinne einer pathogenetischen Reihe führt die Rückhaltung zuerst zu Ablagerungen im Bindegewebe und im Blut- und Lymphsystem, später zu Anlagerungen an Organen mit Organbeteiligung (rheumatische oder harnsaure Diathese).
Es kommt zu einer erhöhten Reaktionsbereitschaft der Gewebe (hier z.B. Katarrhe) sowie zu nervösen Störungen, gepaart mit erhöhter Sensibilität.

So kann auch der Eindruck eines allergischen Geschehens entstehen (allergische Diathese). Aus diesem Grunde sind die Verbesserung der Assimilation (Tonusförderung) und der Elimination grundlegende therapeutische Maßnahmen.

Humoralpathologische Zusammenschau

Wie schon im Fazit angedeutet, steht bei der katarrhalisch- rheumatischen Konstitution die Trocknung im Vordergrund, die sich in den humoralen Gegebenheiten widerspiegeln muss.

Die Graufärbung und der beginnende Begleitschatten sind ein humoraler Ausdruck einer frühzeitigen Auskühlung und Austrocknung. Dies stellt sich als Kristallose im klassischen Sinne dar, d.h. als Ablagerung salziger Strukturen durch zunehmenden Mangel von Feuchtigkeit.

Das Klimakterium als natürliche Trocknungsphase des weiblichen Prinzips (Urqualitäten: feucht und kühl) leistet der Kristallose hier vermehrt Vorschub.

Durch die Verminderung des Feuerelementes kommt es auch zu einer verminderten Dissimilationsrate.

Als feuchtestes Organ ist das Gehirn in diesem Zusammenhang besonders betroffen.

Die vorhandene Depression und Adynamie sind hieraus erklärbar. Im Auge zeigt sich dies als Verschmierung in der Kopfregion.

Therapiekonzept

Allgemeines

Assimilation verbessern

- Tonus fördernde Maßnahmen über die Haut

Dissimilation verbessern

- Pneuma zuführen (Bewegungstherapie, Licht- und Luftbäder)

Milde Eliminationsanregung (auf Energiehaushalt achten)

- Baunscheidt-Verfahren
- Sauna

Sport mit aktiver Schweißbildung

Spezielle Therapie

EF BLW ER Nr. 502 Acidum phosphoricum Fa. Hofmann & Sommer

3-mal täglich 10 Tropfen in Wasser vor dem Essen

Reguliert nervöse Prozesse und den Kräftehaushalt, bei reizbarer Schwäche

Biochemie Bombastus Nr. 5 Kalium phosphoricum D6

Dosierung: 3-mal täglich 3 Tabletten vor dem Essen im Mund zergehen lassen

Generator/Energetikum der Zellen und Gewebe. Trotz Vagusbezug wird es zu keiner Verschlimmerung des Asthmas kommen

Apis N Synergon 11

Dosierung: 3-mal täglich 15 Tropfen in Wasser vor dem Essen

Katarrhalisch-rheumatische Konstitution, hält Säuren in Lösung, vermindert die Retentionstoxikose

Lobelia N Synergon 1a

Dosierung: 3-mal täglich 15 Tropfen in Wasser vor dem Essen

Asthma bronchiale, beginnendes Lungenemphysem. Gleichzeitige Entlastung des Herzens durch Entstauung des Herz- Lungen-Kreislaufs

Sepia Synergon 6

Dosierung: 3-mal täglich 15 Tropfen in Wasser vor dem Essen

Reguliert und verbessert hormonelle Prozesse

Rp.: Cina D4

Ignatia D12 aa

M.D.S. 3-mal täglich 10 Tropfen in Wasser vor dem Essen

Wirkt ausgleichend im zentralen und vegetativen Nervensystem

Fallbeispiel Nr. 5

Personenbeschreibung

Geschlecht	männlich
Geburtsjahr	1951
Erstbehandlung	vor 1988
Beschwerdebild	diastolische Hypertonie, depressive Verstimmung psoriasiforme Hautausschläge, Tachyarrhythmien
Vorerkrankungen	juveniles Rheuma, Malaria (anamnestisch)
Operationen	Gallenblasenoperation, Appendektomie, Leberbiopsie
Familienanamnese	Vater: offene TBC (relevant), Mutter: Mamma-CA, Onkel väterlicherseits: Suizid

Wertung	3–4, Grundfarbe blau
Konstitution	lymphatisch-hyperplastisch mit Tendenz zur oxygenoiden Konstitution

Rechtes Auge

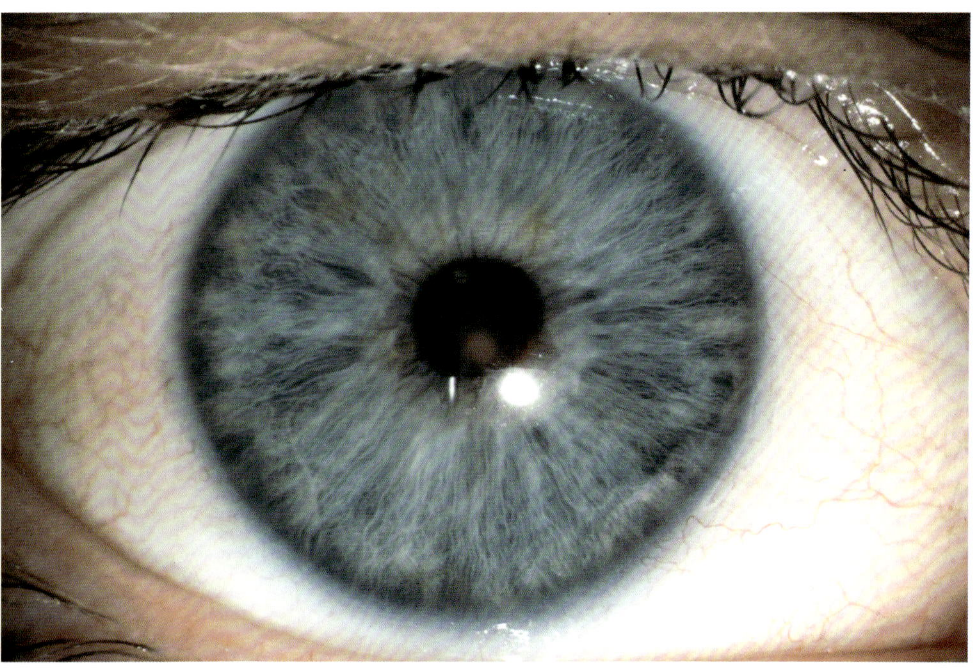

Regionäre Betrachtung	
Pupille	Pupillensaum abgebaut, Pupille queroval
Krausenzone	enge Krausenzone, Begleitschatten, radiäre Furchen, kurze Solarstrahlen, vereinzelt pigmentiert
Krause	Krausenverlauf unregelmäßig, teilweise ausgezackt
humorale Region	teilweise pigmentiert, teilweise aufgehellt, teilweise verschmiert
4. Region	Lockerungen, Aufhellungen/Abdunkelungen, Verschmierungen, teilweise pigmentiert
5. Region	Lockerungen, Aufhellungen/Abdunkelungen, Verschmierungen, teilweise pigmentiert, beginnende Tophibildung
6. Region	Abdunkelung, blaue Lunula, Verschmierungen, Keilzeichen mit Basis außen

Sektorale Betrachtung	
0`	Rarefikation in der mittleren Ziliarzone
10`	aufgehellte verquollene Radiäre
13` – 15`	Rarefikation mit aufgehellter, dünner Radiäre
15` – 18`	Schwellungsbogen mit innenliegender, aufgehellter verquollener Radiäre
23` – 25`	unterschichtige Sacktransversale
25` – 31`	Rarefikation
31` – 33`	Faserverwirrung
36` – 41`	unterschichtige Stauungstransversale
41` – 45`	Rarefikation, aufgehellte verquollene Wellenlinie
46` – 48`	Schwellungsbogen
55` – 59`	große Fontäne
59`	verquollene aufgehellte Struktur

Harmonische Linien

- Kopf-Bein-Linie
- Nase-Zwerchfell-Linie
- Achsel-Kreuz-Linie
- Atmungslinie

Linkes Auge

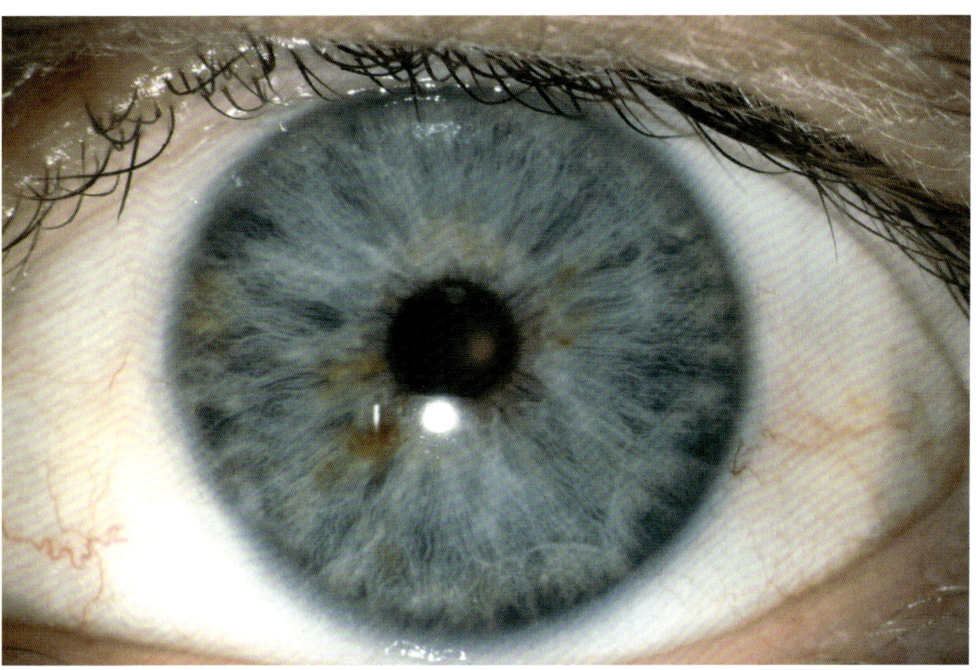

Regionäre Betrachtung	
Pupille	Pupillensaum abgebaut, Pupille queroval
Krausenzone	enge Krausenzone, Begleitschatten, radiäre Furchen, kurze Solarstrahlen, vereinzelt pigmentiert
Krause	teilweise unterbrochen, cranial verdickt, nasal Geradehalte-strecke
humorale Region	teilweise pigmentiert, teilweise aufgehellt, teilweise verschmiert
4. Region	Lockerungen, Aufhellungen/Abdunkelungen, Verschmierungen, teilweise pigmentiert
5. Region	Lockerungen, Aufhellungen/Abdunkelungen, Verschmierungen, teilweise pigmentiert, beginnende Tophibildung
6. Region	Abdunkelung, blaue Lunula, Verschmierungen, Keilzeichen mit Basis außen

Sektorale Betrachtung	
viele verquollene Radiären	
3` – 7`	Dachtransversale gekreuzt von Radiären
7` – 9`	keilförmige Rarefikation eingerahmt von aufgehellten verquollenen Radiären
10` – 12`	Rarefikation mit bei **12`** angelehnter Steinstraße
12` – 17`	Schwellungsbogen mit innenliegenden Auflockerungen
17` – 30`	Geweihtransversale
20`	Torweg
20` – 25`	Rarefikation mit randständiger Abdunkelung
31` – 32`	Rarefikation mit innenliegender, verquollener Radiäre
35`	Pseudolakune mit anliegender, aufgehellter, verquollener, aberrater Faser
37`– 41`	Pankreaspigment mit anliegender Steinstraße
43` – 44`	Rarefikation mit innenliegender Reizradiäre
46`	Pseudolakune
47` – 50`	aufgehellter Schwellungsbogen mit innenliegender Lockerung
55` – 57`	sich überkreuzende Radiären

Harmonische Linien

- Nase-Zwerchfell-Linie
- Mund-Arm-Linie
- Atmungslinie

Energietransformation

Rechtes Auge
Assimilation vermindert
Dissimilation teilweise erhöht,
teilweise erniedrigt,
Elimination vermindert

Linkes Auge
Assimilation vermindert
Dissimilation teilweise erhöht,
teilweise erniedrigt,
Elimination vermindert

Fazit

Der Oxygenoidismus ist ein häufig gesehener (und letztendlich insuffizienter) Versuch, die tendenziell defensiv asthenische Reaktionslage des Lymphatismus zu kompensieren. Gleichzeitig zur daraus resultierenden vermehrten Energieproduktion fallen zusätzliche Metaboliten an, die in unserem Falle über die Haut als Vikariation abgegeben werden (siehe die Schlackenakkumulation in der 5. kleinen Region und die psoriasiformen Hautreaktionen). Daraus ergibt sich eine zusätzliche Leber-Milz-Belastung vor dem Hintergrund der bekannten Malariaanamnese.
Die Transversalen im Bereich von Leber und Milz verdeutlichen die vornehmlich venöse Stauungssituation im Oberbauch. Daraus erklärt sich die diastolische Hypertonie.
Oxygenoidismus, Stauung im Oberbauch und speziell die Deutung der aufsteigenden Milztransversale erklären einerseits die Tachyarrhythmien, andererseits zeigen sie auch eine Sauerstoffunterversorgung in den Herzkranzgefäßen mit erhöhter Infarktgefahr.
Über die Belastung der Milz und der vorhandenen Retentionstoxikose lassen sich die depressiven Verstimmungen auch als Melancholie interpretieren.

Humoralpathologische Zusammenschau

Bei der lymphatischen Hyperplasie liegt immer ein Phlegmaüberschuss vor. Die Kompensation (Oxygenoidismus) erfolgt hier über die Vermehrung des Luftelementes zur Entfachung des Feuerelementes. In diesem Zuge kommt es zwar zur Erwärmung der kühlen Ausgangssituation, aber auch zur Trocknung, und dadurch zur Vermehrung melancholischer Stoffe. Diese müssten von der Milz gesammelt und der Entsorgung zugeführt werden.
Die Stauungssituation im Oberbauch weist auf eine Unterfunktion der Milz hin. Dadurch ist zunehmend mit melancholischen Störungen (Stimmung, Tachyarrhythmie, Haut) zu rechnen.

Therapiekonzept

Allgemeines

Verhinderung der zunehmenden Trocknung und Auskühlung. Erhaltung und Zuführung von Feuchtigkeit. Das heißt die Stabilisierung der Milzfunktion ist Dreh- und Angelpunkt der Therapie. Das heißt vornehmlich Entstauung der Milz.

Spezielle Therapie

Ceanothus Synergon 57

Dosierung: 3-mal täglich 15 Tropfen in Wasser vor dem Essen
Milzfunktionsmittel, Leberfunktionsmittel

Taraxacum S Synergon 164

Dosierung: 3-mal täglich 15 Tropfen in Wasser vor dem Essen
Wirkt stark entstauend im Oberbauchbereich

Tromcardin duo

Dosierung: morgens und abends 1 Tablette vor dem Essen
Nährsalz für das Herz, Rhythmus stabilisierend

Fallbeispiel Nr. 6

Personenbeschreibung

Geschlecht	weiblich
Geburtsjahr	1936
Erstbehandlung	1960
Beschwerdebild	systolische und diastolische Hypertonie, Arrhythmien, diverse Beschwerden aus dem gichtisch-rheumatischen Formenkreis, subakute Borreliose, Glaukom
Vorerkrankungen	Beschwerden aus dem gichtisch-rheumatischen Formenkreis
Operationen	Gallenblasenoperation, Appendektomie, Leberbiopsie,
Familienanamnese	Mutter: Mamma-CA, verstorben, Bruder: Mb. Parkinson, verstorben

Wertung	4
Konstitution	biliös im Übergang zur carbo-nitrogenoiden Konstitution

Rechtes Auge

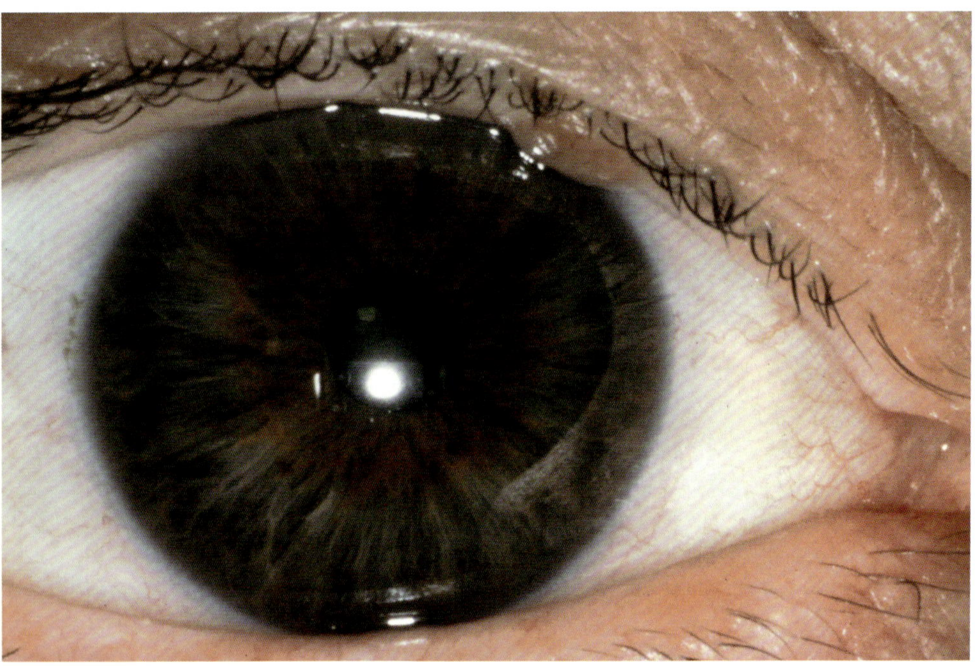

Regionäre Betrachtung	
Pupille	soweit sichtbar, partiell abgebauter Pupillensaum
Krausenzone	Sphinkter partiell sichtbar, besonders rechter oberer Quadrant aufgehellt, grobes Krausenrelief, braun-orange zentrale Verfärbung (Pigmentierung), temporal ausgeweitet und aufgelockert
Krause	mäßig sichtbar, zum Teil durchbrochen
humorale Region	starke Trocknungszeichen verquollen, verbacken braun-orange zentrale Verfärbung (Pigmentierung)
4. Region	unterer äußerer Quadrant mit hellen Zeichen, allgemeine Lockerungen
5. Region	pigmentiert und abgedunkelt
6. Region	pigmentiert und abgedunkelt, Gallelöcher

Sektorale Betrachtung	
0` – 10`, 10` – 20`	hochovale Pupille mit nasaler Abflachung und
2`	Halbseitenlakune (beide Zeichen → hämodynamische Schwäche bei humoraler Instabilität, Apoplektgefahr)
5` – 10`	radiäre Aufhellungen im HNO-Bereich (chronifizierendes HNO-Geschehen)
12`	helle Radiäre (Waldeyerscher Rachenring, evtl. Fokus)
17`	Lakune die Krause eindrückend (mögliche Interpretationen: 1. Wirbelsäule mit venöser Stauung → nutritive Störungen oder 2. Darm, evtl. Magenausgang) Lebersektor Überreizungszeichen helle verquollene Reizradiären, zum Teil aberrate Fasern, Leberdreieck (konstitutionell überreizte Leber mit auskühlender Tendenz → Steindiathese, → diastolische RR-Erhöhung)
45` – 47`	Keilzeichen Lunge mit Basis nach außen (mögliche Interpretationen: 1. venöse Stauung nach evtl. exogener Belastung 2. Verdauungstrakt mit verminderter Säureausscheidung 3. thyreocardialer Aspekt)

Harmonische Linien

- Achsel-Kreuz-Linie
- Nase-Zwerchfell-Linie

Linkes Auge

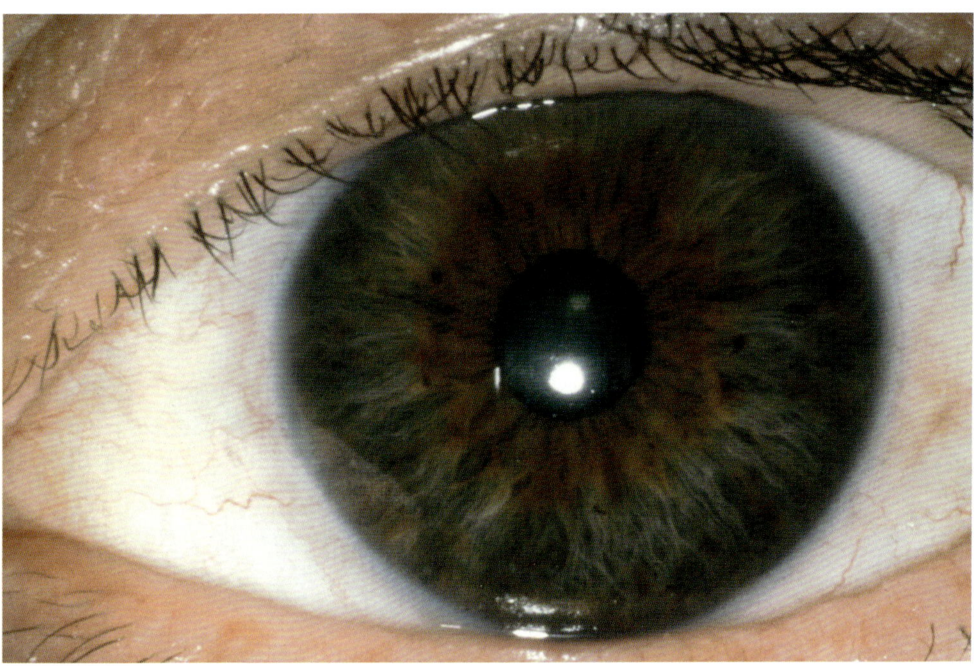

Regionäre Betrachtung	
Pupille	soweit sichtbar, partiell abgebauter Pupillensaum
Krausenzone	Sphinkter partiell sichtbar, besonders rechter oberer Quadrant aufgehellt, grobes Krausenrelief, braun-orange zentrale Verfärbung (Pigmentierung), kaudal ausgeweitet
Krause	cranial abgeflacht
humorale Region	starke Trocknungszeichen (v.a. im Kopfbereich) verquollen, verbacken, braun-orange zentrale Verfärbung (Pigmentierung), multiple, kleine Leberpigmente
4. Region	unterer äußerer Quadrant mit hellen Zeichen
5. Region	pigmentiert und abgedunkelt
6. Region	pigmentiert und abgedunkelt, Gallelöcher

Sektorale Betrachtung	
hochovale Pupille	
3`	Anschoppungskeil (→ venöse Durchblutungsstörungen)
10`	helle, aberrate Radiäre (→ alter Katarrh)
15`	Reizradiäre (→ Ärgerlinie, → nervöse Überreizung) Lakune mit eingedrückter Krause (→ Herzkranzgefäße), Verfärbung in der 5. – 6. Region (Elimination vermindert), Geradehaltestrecke der Krause, Gallelöcher
20`	Milzsektor abgedunkelt mit aufgehellter Randzone (→ reizbare Schwäche, kompensatorisches Zeichen im Bezug zur Konstitution)
35`	aufgehellte Fibrillen mit Zirkuläre (→ evtl. Klimakterium → evtl. Blutdruck)
42`	Rarefikation mit eingedrückter Krause (→ evtl. Leberrückwand)
45`	Rarefikation mit aufgehellter Wellenlinie (→ Schilddrüse mit Tendenz zur Unterfunktion)

Harmonische Linien

- Kopf-Bein-Linie
- Nase-Zwerchfell-Linie
- Ohr-Blasen-Linie
- Kleinhirn-Uterus-Linie

Energietransformation

Rechtes Auge

Assimilation vermindert wegen Lockerungen und Schärfen
Dissimilation noch im Normalbereich – helle Zeichen zeigen Überreizung an
innere und äußere Elimination vermindert

Linkes Auge

Assimilation vermindert wegen Lockerungen und Schärfen
Dissimilation noch am Normalbereich – helle Zeichen zeigen Überreizung an
innere und äußere Elimination vermindert

Fazit

Das Beschwerdebild entspricht dem konstitutionellen Gefüge, vor allen Dingen der gichtisch-rheumatischen Situation. Konstitutioneller Übergang vom Biliösen ins Carbo-nitrogene, wobei die carbo-nitrogene Konstitution mehr Aktualität besitzt. Die Wertung 4 zeigt ein vermindertes Ordnungsprinzip und verschlechtert die Prognose in Bezug auf:

- Herz-Kreislauf-System
- Vegetative Instabilität
- Nutritive Störungen des Herzens
- Venöse Blutstauungen im Bauchraum
- Verminderte Elastizität der Gefäße
- Säureüberschuss
- Cave: Schlaganfall (hochovale Pupille)

Humoralpathologische Zusammenschau

Natürlich ist die biliöse Konstitution normalerweise eher den hämatogenen Konstitutionen zuzuordnen, sie kommt aber auch im cholerischen bzw. wie in unserem Fall im sanguinisch-robusten Temperament, also auch bei Menschen mit blauer Grundfärbung der Iris, vor. Bei der biliösen Konstitution handelt es sich bei weitem nicht nur um eine Störung der Leber-Gallefunktion im klinisch-anatomischen Sinn, sondern um eine Vermehrung des elementaren Feuers im naturheilkundlichen Sinn. Dies führt zu einer erhöhten nervösen Reizbarkeit und zu Hyperkinesien – auch des Leber-Galle-Systems – und, ganz wichtig, nachfolgend durch energetische Erschöpfung zu Hypokinesien! Die Folgen dieses Geschehens sind dann ein mit Schlacken überladenes Blut, Venosität, Blutstauungen im Bauchraum, Säureüberschuss mit Neigung zu Sklerose. Der Übertritt zur carbo-nitrogenoiden Konstitution ist hier leicht nachzuvollziehen: es kommt nämlich durch Erschöpfung des Leber-Galle-Systems und damit durch Minderung des elementaren Feuers zur Verminderung oxydativer Stoffwechselprozesse mit all ihren Folgen. Am Folgereichsten ist hier die verminderte Ausscheidung bis zur Retentionstoxikose. Hauptorgansysteme sind hier Leber, Nieren und Milz.
Das bedeutet für unseren Fall:
Die gichtisch-rheumatische Problematik ist am Bedeutendsten. Ihre Auswirkungen reichen ins Herz-Kreislauf-System hinein und können als sogenannte Gefäßgicht bezeichnet werden. Auf das Herz selbst bezogen heißt das: vegetative Instabilität (Arrhythmie, Ärgerlinie) und nutritive Minderung (Herzkranzgefäße, Lakune). Auch die Gallelöcher zeigen die „Ausgebranntheit" und Schlackenvermehrung (Schwarzgalle) an. Dies ist

nicht nur lokal auf das Herz zu beziehen, sondern im Wesentlichen auch auf das ganze Gefäßsystem. Die Bauchplethora verstärkt die Beschwerdelage dahingehend. Die genannte Stoffwechsel- und Gefäßsituation ergeben mit dem Zeichen der hochovalen Pupille ein starkes Gefährdungspotential hinsichtlich eines Schlaganfalles.

Therapiekonzept

Allgemeines

- Feuer regulieren
- Ausscheidung anregen
- Vegetativum stabilisieren
- Blutdruck regulieren
- Cave: Kopfkongestionen, Schlaganfall

Spezielle Therapie

Bryonia N Synergon 54

Dosierung: 3-mal täglich 15 Tropfen in Wasser vor dem Essen

Nierenentlastung über das Leber-Galle-System, Feuer regulierend, Säureausscheidung, gichtig-rheumatische Stoffwechsellage

dystoLoges Tabletten

Dosierung: 3-mal täglich 1 Tablette vor dem Essen im Mund zergehen lassen

Stabilisiert vegetativ, stärkt Herznerven, damit Blutdruck senkend bzw. regulierend in diesem Fall

Aesculus N Synergon N 13

Dosierung: 3-mal täglich 15 Tropfen in Wasser vor dem Essen

Entstaut große Blutgefäße, mindert Blutfülle im Bauchraum

Rytmopasc

Dosierung: 3-mal täglich 25 Tropfen in Wasser nach dem Essen

Tachyarrhythmien

Fallbeispiel Nr. 7

Personenbeschreibung

Geschlecht	männlich
Geburtsjahr	1981
Erstbehandlung	2001
Beschwerdebild	an wechselnden Fingern, trockenes, juckendes, feinschuppiges Ekzem
Vorerkrankungen	keine
Operationen	Leistenbruch rechts
Familienanamnese	Neurodermitis (Onkel mütterlicherseits)

Wertung	5
Konstitution	lymphatisch-hypoplastisch

Rechtes Auge

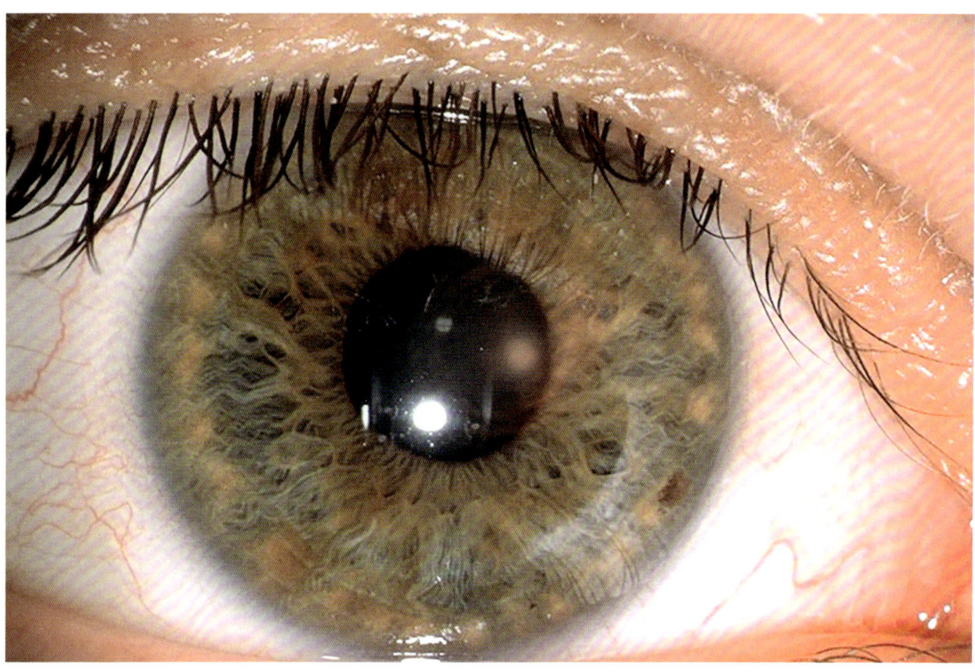

Regionäre Betrachtung	
Pupille	50` – 0` Geradhaltestrecke mit Auswirkung auf anliegende Sektoren, 30` caudal ausgebuchtet
Krausenzone	grobes Relief, Fremdfärbung bräunlich (Säuren), Sphinkter partiell sichtbar
Krause	partiell hyperplastisch, Auffaserung, Verdopplungen, unregelmäßig konturiert
humorale Region	multiple Lakunen, partielle Pigmentationen (bräunlich)
4. Region	helle Zirkulärfurchen
5. Region	Tophi, konfluierende Ekzemflocken
6. Region	Tophi, konfluierende Ekzemflocken

Sektorale Betrachtung	
10`	HNO-Sektor, aufgehelltes Bündel mit innenliegender Abdunkelung (→ Focus)
33`	abgedunkelte Lakune mit innenliegender, heller Verschmierung, (→ Bindegewebsschwäche, Hinweis auf Leistenbruch-OP)
38`	helle Faserverwirrung (→ Hyperkinetisches Leber-Galle-Syndrom)
48`	doppelte, aufgehellte Wellenlinie mit innenliegender Abdunkelung

Harmonische Linien

- Achsel-Kreuz-Linie
- Ohr-Blasen-Linie

Linkes Auge

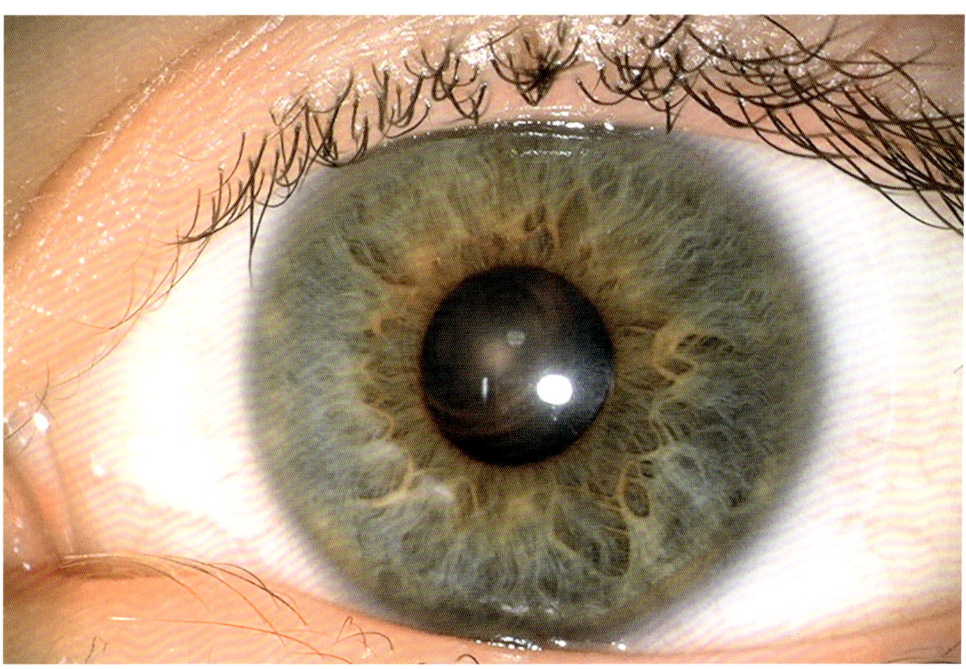

Regionäre Betrachtung	
Pupille	Entrundung mit Ausbuchtung auf 33`
Krausenzone	grobes Relief, Fremdfärbung bräunlich (Säuren) Sphinkter partiell sichtbar
Krause	partiell hyperplastisch, Auffaserung Verdopplungen, unregelmäßig konturiert
humorale Region	multiple Lakunen, partielle Pigmentationen (bräunlich)
4. Region	helle Zirkulärfurchen
5. Region	Tophi, konfluierende Ekzemflocken
6. Region	Tophi, konfluierende Ekzemflocken

Sektorale Betrachtung	
12 -15` Zeichen-komplex:	nach oben offene Halbseitenlakune, oben anliegende helle Radiären; Krausenverquellung, -verdopplung und -ausbuchtung mit innenliegender Rarefizierung im Sinne eines Belastungsausläufers; Schnupftabakpigment ist angelagert (→ funktionelle, dynamische Schwäche im Bereich des Herzens. Mögliche Ursache im HNO-Bereich)

Harmonische Linien

- Nase-Zwerchfell-Linie

Energietransformation

Rechtes Auge

Die Hauptprobleme liegen hier in der verminderten Elimination und Assimilation. Dies spiegelt sich in der Dissimilation als energetisches Ungleichgewicht wider.

Linkes Auge

Die Hauptprobleme liegen hier in der verminderten Elimination und Assimilation. Dies spiegelt sich in der Dissimilation als energetisches Ungleichgewicht wider.

Fazit

Aus der Zeichnung im Bereich der Krausenzone (Fremdfärbung) und des eingelagerten Schnupftabakpigments kann, vor dem Hintergrund der Konstitution, hier von einer grundlegenden Übersäuerung ausgegangen werden.
Die bestehende Bindegewebsschwäche prädestiniert zur Ablagerung der sauren Valenzen und somit zu Drüsen- und Gewebsverhärtungen im Allgemeinen.
Das bestehende Ekzem kann durchaus als kompensatorische Ausscheidung des Systems angesehen werden
Herz und herznahe Gefäße sollten mittel- und langfristig beobachtet werden, wobei die Ursache für zunächst funktionelle, später aber auch organische Störungen und Schäden hier im Bereich HNO zu suchen ist (z.B. Streptokokkenbelastung im Sinne eines Fokus).

Humoralpathologische Zusammenschau

Das Stützgewebe ist anlagebedingt geschwächt, die elastische Grundfunktion in Gänze vermindert. Die mesenchymale Aktivität via Abwehr, Rekonvaleszenz, Ausscheidung, eben auch via Lymphsystem, ist insuffizient.

Daraus resultieren verschiedene Anfälligkeiten: schlaffe trockene Gewebe, Wanderorgane, Wirbelsäulen-Erkrankungen, chronische Katarrhe, Nutritionsphytosen, etc.
Besondere Beachtung muss der Neigung zur Ausbildung von chronischen Herdgeschehen geschenkt werden.
Nutritionsverbessernde Tonica, Verbesserung der Elastizität und vor allen Dingen Aktivierung der mesenchymalen Funktion, einerseits via Ausscheidung und vor allen Dingen via Immunsystem, müssen die tragenden Säulen der Therapie sein.

Therapiekonzept

Allgemeines

- Tonisieren
- Elastizität verbessern
- Eliminieren

Spezielle Therapie

Vinca minor Komplex 162 Nestmann
Dosierung: 3-mal täglich 15 Tropfen in Wasser vor dem Essen
Nährsalz für die Haut
Calcium phosphoricum Synergon 21
Dosierung: 3-mal täglich 2 Tabletten vor dem Essen im Mund zergehen lassen
Verbessert die Lymphqualität, verbessert den Lymphabfluss
Sulfur S Synergon 156
Dosierung: 2-mal täglich 5 Tropfen in Wasser vor dem Essen
Verbessert die Elimination
Hydrocotyle S Synergon 144
Dosierung: 3-mal täglich 10 Tropfen in Wasser vor dem Essen
Fördert die Elimination über das Lymphsystem
im Wechsel mit
Mezereum Synergon 9b
Dosierung: 3-mal täglich 10 Tropfen in Wasser vor dem Essen
Trockene Hautausschläge

Fallbeispiel Nr. 8

Personenbeschreibung

Geschlecht	männlich
Geburtsjahr	1992
Erstbehandlung	2000
Beschwerdebild	ADHS, hypoaktive Form
Vorerkrankungen	keine
Operationen	keine
Familienanamnese	unauffällig

Wertung	4
Konstitution	lymphatisch-hyperplastisch, beginnende gastrische Konstitution

Rechtes Auge

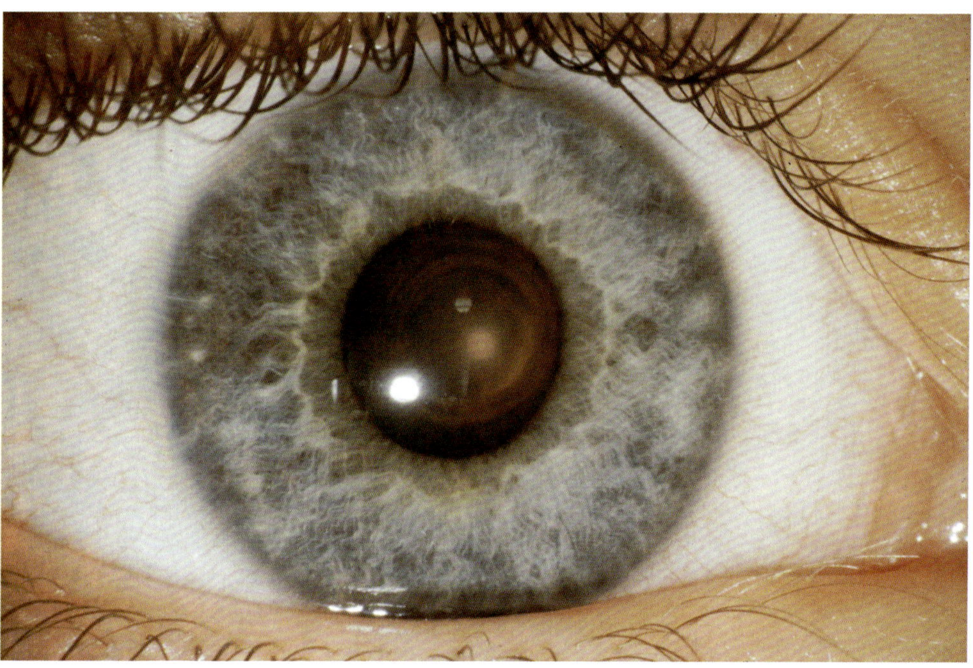

Regionäre Betrachtung	
Pupille	normal
Krausenzone	enge Krausenzone, beginnende Abdunkelung, Trichterkrause, Risskette, V-Linien
Krause	Bandkrause, partiell aufgefasert, partiell verdoppelt, teilweise verfärbt
humorale Region	dem Alter entsprechend breit, teilweise abgedunkelt, aufgehellt, verschmiert
4. Region	teilweise abgedunkelt, aufgehellt, verschmiert
5. Region	teilweise abgedunkelt, rarefiziert, teilweise aufgehellt, Osteoporoseknötchen, Tophis zum Teil verschmolzen
6. Region	nicht alterstypisch abgedunkelt

Sektorale Betrachtung	
57` – 2`	Geradehaltestrecke der Krause mit Krausenverdoppelung
0`	Rarefikation mit anliegenden verquollenen Wellenlinien
2` – 5`	Aufhellung mit anliegenden verquollenen Wellenlinien
5`	Lockerung hell eingerahmt mit hellen Wellenlinien und Lockerungen in der Ziliarzone
7`	humorale Lockerung, die Krause eindrückend
12`	Zick-Zack Radiäre mit anliegender Vaskularisation
12` – 17`	Geradehaltestrecke der Krause
15`	Lockerung mit innenliegenden Reizfasern und peripherer Aufhellung
18`	Torbogen mit peripheren Lockerungen
27` – 29`	Lockerungen mit Wellenlinien
18` – 27`	Obliquuszeichen
29` – 31`	Keilzeichen mit Basis außen
33`	Doppelte Wellenlinie vaskularisiert, leuchtend in der mittleren Ziliarzone
33` – 43`	Lockerungen, Verschmierungen, Vaskularisationen, aufgehellte Radiären
38`	Aufhellung innerhalb der Krausenzone mit Verwachsungs- und Verklebungszeichen
43` – 45`	Keilzeichen mit Basis außen mit anliegenden vaskularisierten Wellenlinien und innenliegender Rarefikation
43` – 46`	Osteoporoseknötchen
43` – 47`	Keilzeichen mit Basis außen
45`	krausenständige Verklebungszeichen
47` – 50`	Wellenlinien, aufgehellt, teilweise vaskularisiert und anliegende Lockerungen

Harmonische Linien

- Hals-Genick-Linie
- Stirn-Ovar-Linie
- Kopf-Bein-Linie
- Ohr-Blasen-Linie

Linkes Auge

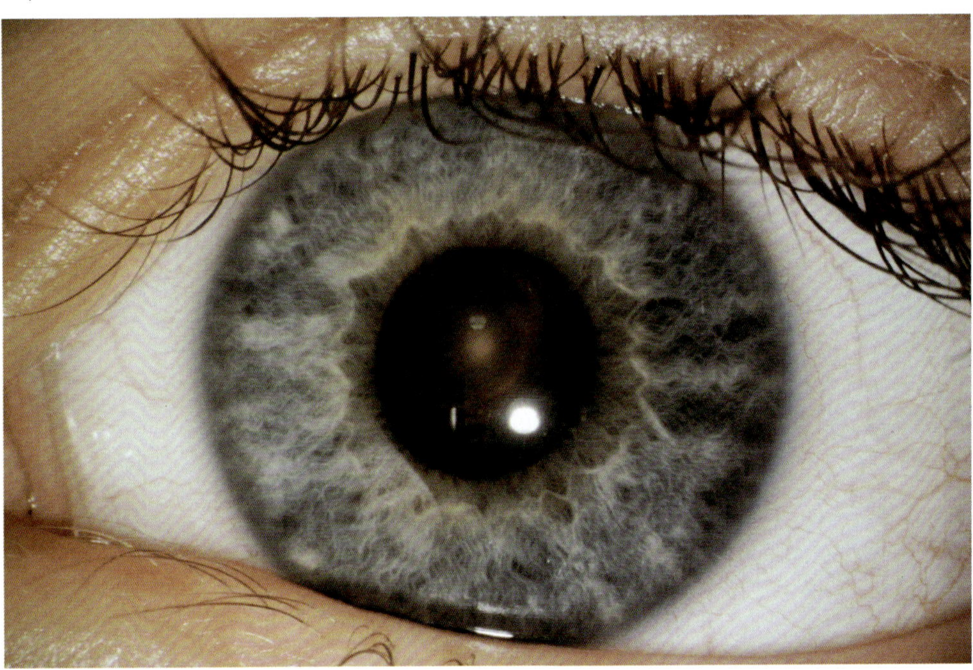

Regionäre Betrachtung	
Pupille	normal
Krausenzone	enge Krausenzone, beginnende Abdunkelung, Trichterkrause, Risskette, V-Linien
Krause	Bandkrause, partiell aufgefasert, partiell verdoppelt,
	teilweise verfärbt
humorale Region	dem Alter entsprechend breit, teilweise abgedunkelt, aufgehellt, verschmiert
4. Region	teilweise abgedunkelt, aufgehellt, verschmiert
5. Region	teilweise abgedunkelt, rarefiziert, teilweise aufgehellt, Tophis
6. Region	nicht alterstypisch abgedunkelt

Sektorale Betrachtung	
0` – 1`	Dunkellinie eingerahmt von hellen Radiären
8`	Pseudolakune mit anliegender Wellenlinie, vaskularisiert
13` – 17`	Geradehaltestrecke der Krause, Krausenverdoppelung, Lockerungen mit innenliegenden Aufhellungen
15`	eingelagerte Wellenlinien mit Aufhellungen von der Pupille bis zum Ziliarrand
18` – 20`	inkomplette Krypte eingerahmt von aberrater vaskularisierter Radiäre mit anliegender Aufhellung
26`	Lakune in der 3. kleinen Region mit innenliegendem Silberfaden und nach außen anschließenden Radiären
30` – 33`	Schwellungsbogen
35` – 40`	aberrate Faser mit Lockerungen
43` – 46`	Schwellungsbogen
46`	Trabekel
50` – 55`	Schwellungsbogen mit Substanzzeichen in der 5. kleine Region bei **52`**

Harmonische Linien

- Hals-Genick-Linie
- Ohr-Blasen-Linie
- Kopf-Bein-Linie
- Stirn-Ovar-Linie

Energietransformation

Rechtes Auge
Assimilation der Konstitution entsprechend vermindert
Dissimilation vermindert
Elimination vermindert

Linkes Auge
Assimilation der Konstitution entsprechend vermindert
Dissimilation vermindert
Elimination vermindert

Fazit

Die Augendiagnose kann es nicht leisten, aus sich heraus die klinische Diagnose ADHS zu stellen, aber die Grundlage hierfür erkennen, d.h. die Skrofulose, aus der sich heraus ADHS entwickeln kann.
In der traditionellen Naturheilkunde wird das ADHS als Ausreifungsstörung im Sinne der erethischen Skrofulose gesehen. Hierbei handelt es sich klassisch um eine Ausreifungsstörung des Lymphsystems, die sich hier in den konstitutionellen Verhältnissen, wie auch in der Energietransformation widerspiegelt.

Humoralpathologische Zusammenschau

Die Lymphe repräsentiert den Kardinalsaft Phlegma. Im Zuge der lymphatischen Hyperplasie kommt es substantiell und funktionell zu einem Überschuss an Lymphe.
Die lymphatisch-hyperplastische Konstitution produziert zu viel Lymphe, die zu wenig bewegt wird. Wenn der konstitutionelle Zustand anhält, entwickelt sich zwangsläufig aus dieser Konstitution heraus die Skrofulose. Hierbei ist die Funktion des nährenden Schleims vermindert, und es entsteht eine Nutritionsphytose (ein Saft, der nicht bewegt wird, ist kein Saft). Da das Gehirn der Hauptsitz und Hauptwirkort des Phlegmas ist, ergibt sich in unserem Fall eine Nutritionsphytose des zentralen Nervensystems. Wegen des jugendlichen Alters des Patienten ist die physische und psychische Ausreifung noch nicht zum Abschluss gekommen. Auf Grund dieser Situation ist unbehandelt nicht nur mit Ernährungsstörungen, sondern auch mit Ausreifungsstörungen zu rechnen. Das ADHS ist ein Symptom der Grundkrankheit Skrofulose.

Therapiekonzept

Allgemeines

- Erwärmende Maßnahmen
- Feucht-warme Wickel
- Mäßige körperliche Bewegung
- Verschleimende Nahrungsmittel (Kohlenhydrate) reduzieren
- Strukturierter Tagesablauf

Spezielle Therapie

Calcium phosphoricum Synergon 21

Dosierung: 3-mal täglich 2 Tabletten vor dem Essen im Mund zergehen lassen

Neurasthenie der Kinder, ADHS als Ausreifungsstörung, Skrofulose mit allen Folgen, Basismittel des Lymphatismus

Stramonium Synergon 18a

Dosierung: 3-mal täglich 10 Tropfen in Wasser vor dem Essen

Nervöse Unruhezustände, Hyperaktivität

Barium jodatum S Synergon 33 Tabletten

Dosierung: 3-mal täglich 1 Tablette vor dem Essen im Mund zergehen lassen

Förderung der Ausreifung

Abrotanum D2 Tabletten

Dosierung: 3-mal täglich 1 Tablette vor dem Essen im Mund zergehen lassen

Fördert die lymphatische Ausreifung

Fallbeispiel Nr. 9

Personenbeschreibung

Geschlecht	weiblich
Geburtsjahr	1961
Erstbehandlung	1996
Beschwerdebild	endogene Depression, Hyper- und Dysmenorrhoe (Menarche erst mit 20 Jahren, Myomatosis uteri)
Vorerkrankungen	keine
Operationen	Appendektomie, Tonsillektomie, Cholecystektomie (1982), Hysterektomie (2000), Adektomie, Curettage, Urethra 2-mal dilatiert
Familienanamnese	nicht dokumentiert
Wertung	3
Konstitution	lymphatisch-hypoplastisch im Übergang zur carbo-nitrogenoiden Konstitution

Rechtes Auge

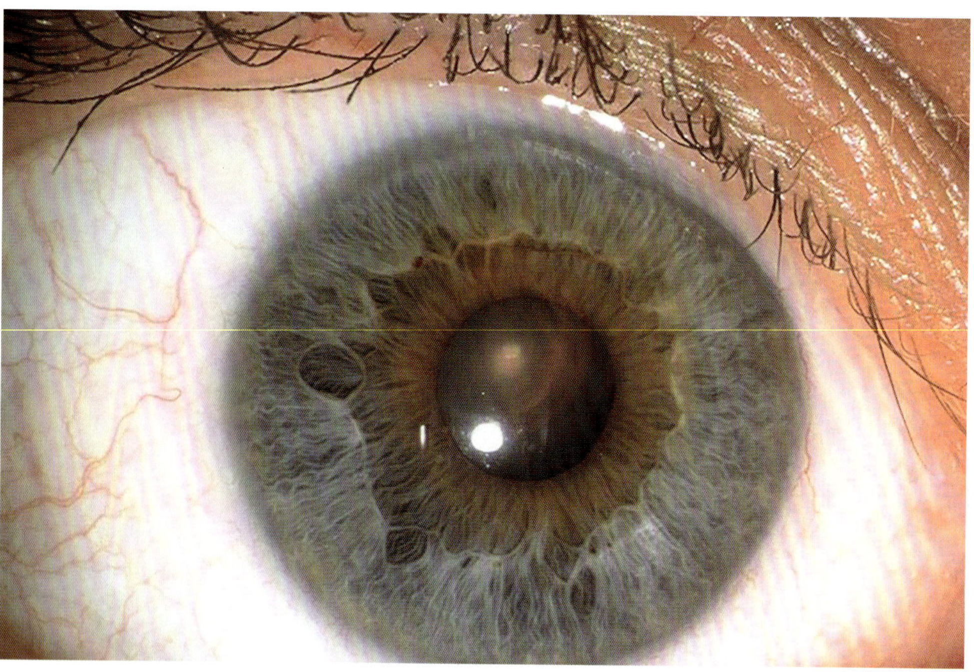

Regionäre Betrachtung	
Pupille	50` – 0` Geradehaltestrecke mit Auswirkung auf anliegende Sektoren, abgebauter Pupillensaum
Krausenzone	relativ groß, zum Teil ausgebuchtet (lateral und caudal), Sphinkter sichtbar
Krause	35` – 40` Geradhaltestrecke partielle Krausenverdopplung mit Geradehaltestrecke in der Kopfregion, partielle Bandkrause nasal
humorale Region	Verschmierungen, Verfärbungen, Lakunen
4. Region	teilweise aufgehellt
5. Region	Kopfregion Arcus lipoides, Tophibildung, konfluierend, gelblich verfärbt
6. Region	Kopfregion Arcus lipoides, Tophibildung, konfluierend, gelblich verfärbt

Sektorale Betrachtung	
0`	Dunkelzeichen in Ziliarzone (→ Hypophyse)
13` – 17`	Geradehaltestrecke der Krause, Krause aufgehellt (→ vegetativ-endokriner Aspekt, Schilddrüsenzeichnung)
28` – 30`	Krauseneinziehung, Halbmondkette, Doppellakune, gewellte Reizradiären mit Abdunkelung des Sektors (→ chron. Katarrhe des Urogenitalsystems; → Gewebsverhärtung, Neigung zu bösartigen Erkrankungen; → Dysmenorrhoe)
35`	Lakunen mit anliegenden Wellenlinien (→ Gewebsverhärtung, Neigung zu bösartigen Erkrankungen; → Dysmenorrhoe) Gallenblase; Stauungs-, Trocknungszeichen)
35` – 40`	aufgehellte Geradehaltestrecke der Krause mit Aufhellung des gesamten Leber-Galle-Sektors

Harmonische Linien

- Kopf-Bein-Linie
- Nase-Zwerchfell-Linie

Linkes Auge

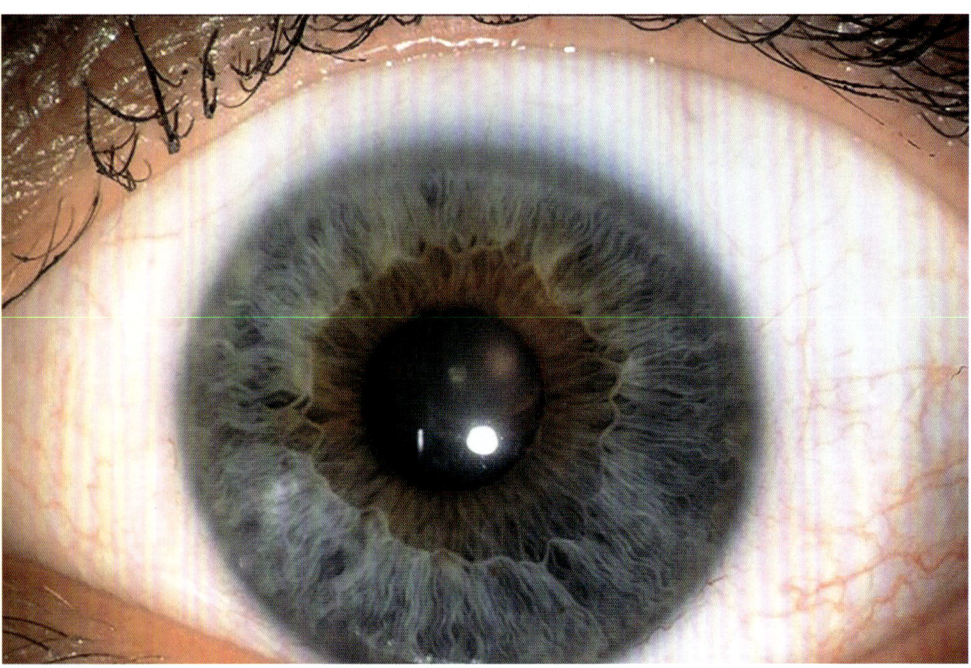

Regionäre Betrachtung	
Pupille	Pupillensaum teilweise abgebaut
Krausenzone	relativ groß, zum Teil ausgebuchtet (lateral und caudal), Sphinkter sichtbar
Krause	Geradehaltestrecken, partiell aufgehellt
humorale Region	Verschmierungen, Verfärbungen, multiple Krypten
4. Region	teilweise aufgehellt
5. Region	Kopfregion Arcus lipoides, Tophibildung, konfluierend, gelblich verfärbt
6. Region	Kopfregion Arcus lipoides, Tophibildung, konfluierend, gelblich verfärbt

Sektorale Betrachtung	
10`	Schwellungsbogen mit innenliegender Abdunkelung (→ zweiter Nierenplatz, → Ohr)
14` - 16`	Radiäre Strukturen teils aufgehellt, teils verquollen (→ Störung der Hämodynamik und der nervösen Erregung von Herz und herznahen Gefäße)
20`	Aufhellung, vaskularisiert (→ Milz)
23`	Krausenaussackung mit innenliegender Abdunkelung Krypte mit flankierender Aufhellung (→ kompensatorische Milzüberreizung, drohende Melancholie; → Blutstauungen, plethorisch, ovariell)
32` - 35`	Büschelbildung (→ Urogenitalbereich)
45`	Schwellungsbogen, Krypte (→ thyreocardialer Bereich, endokrin-vegetativer Aspekt)
59`	Reizradiären und Dunkelzeichen in Ziliarzone (→ Hypophyse)

Harmonische Linien

- Kopf-Bein-Linie
- Ohr-Blasen-Linie
- Atmungslinie

Energietransformation

Rechtes Auge
Assimilation vermindert
Dissimilation erhöht
Elimination vermindert

Linkes Auge
Assimilation vermindert
Dissimilation erhöht
Elimination vermindert

Fazit

Aufgrund der irisdiagnostischen Aspekte und dem angegebenen Beschwerdebild stellen wir aus naturheilkundlicher Sicht eine vegetative Dystonie und eine Hysterie fest.
In der traditionellen Heilkunde hat die vegetative Dystonie die Bedeutung eines fehlerhaften Zusammenspiels zwischen dem vegetativen Nervensystem (Sympathikus-Parasympathikus) und dem hypophysär-hypothalamischen Regelkreis als dem endokrin-vegetativen Anteil.
Die Hysterie bezeichnet eine störende Einflussnahme der Unterleibsorgane auf das Vegetativum; einmal verursacht durch eine Retentionstoxikose mit Menotoxinen, zum an-

deren durch Übersprünge im intramuralen System auf das Neurovegetativum und zum dritten durch Störungen im hypophysär-hypothalamischen Regelkreis.
Folgende irisdiagnostischen Zeichen weisen auf eine vegetative Dystonie hin:
in der regionären Betrachtung sieht man in beiden Augen einen abgebauten Pupillensaum sowie teilweise den Sphinkterring.
Die sektorale Betrachtung zeigt im rechten Auge Dunkelzeichen bei 0`, im linken Auge bei 59` Reizradiären und Dunkelzeichen als zentrale Zeichensetzung. Hierin zeigt sich auch der hysterische Aspekt. Im rechten Auge bei 13` bis 17` Geradehaltestrecke der Krause, im linken Auge bei 45` Schwellungsbogen mit Krypte als periphere Zeichensetzung.
Der deutlichste Hinweis auf die Hysterie sieht man bei 28` – 30` als gezeichnetes Urogenitalsystem. Diese Zeichnungen weisen auf Menstruationsstörungen auf Grund der bei der carbo-nitrogenoiden Konstitution auftretenden Gewebstrocknung hin.
Die Zeichensetzungen in den Nierensektoren sind ein Hinweis auf eine gestörte Integrität der Nieren, die traditionell als Angstorgane verstanden werden. Dadurch liegt der Verdacht nahe, dass die Depression auch nephrogene Ursachen hat.
Die in beiden Augen sichtbare Kopf-Bein-Linie weist auf den zugrundeliegenden Consensus der polar gegenüberliegenden Sektoren hin. Somit können Nierenstörungen zu Kopfreizungen führen. Dies ist ein weiterer Hinweis auf eine instabile Persönlichkeitsstruktur.

Humoralpathologische Zusammenschau

Im vorliegenden Fall ist eine lymphatisch-hypoplastische Konstitution im Übergang zur carbo-nitrogenoiden Konstitution festzustellen.
Hieraus ergibt sich eine qualitative und quantitative Minderung im lymphatischen System mit allen Konsequenzen, besonders der Trocknungs- und Verhärtungstendenz.
Es kommt zu Retentionstoxikosen mit chronischen Katarrhen, Ausscheidungskatarrhen, Gewebsverhärtungen und Disposition zu bösartigen Prozessen.
Hervorzuheben ist die Schwäche im Milzsystem (23` links). Es kommt zur Melancholie, die in diesem Fall die grundlegende Ursache für das Krankheitsbild darstellt, deren Teilaspekte Hysterie und vegetative Dystonie sind.
Angelpunkt der Melancholie ist die Kälte und Trockenheit der Schwarzen Galle, die von der Milz ausgeleitet werden muss. Ist die Milz wie in unserem Falle dazu nicht in der Lage, häufen sich trübe, erdige, schwarze Stoffe als Stoffwechselendprodukte im Blut an. Aus konstitutioneller Sicht müssen befeuchtende, Blut reinigende und ausscheidende, in diesem Falle Milz stärkende Maßnahmen im Vordergrund stehen, die den Menschen wieder fröhlich und heiter machen sollen.

Therapiekonzept

Allgemeines

Befeuchtung

Für ausreichenden Schlaf sorgen

Genügend Neutralflüssigkeit zu sich nehmen

Dampfbad

Feuchte Anwendungen wie Bürsten, Wickel

Befeuchtende Nahrungsmittel, wie vor allem gekochte Kohlenhydrate (Haferschleim, Gerstenschleim, Grießknödel) befeuchtende Teedrogen, wie z.B. Pfefferminze, Bellis perennis, Frauenmantel

Blutreinigung

Schwitzkuren wie Sauna und Dampfbad

Bewegung in frischer Luft

Milztherapie z.B. mit Equisetum, Urtica urens, Taraxacum

Ausscheidung

Schwitzkuren wie Sauna und Dampfbad

Feucht Bürsten

Genügend Neutralflüssigkeit zu sich nehmen

Ausscheidende Teedrogen wie z.B. Betula, Urtica urens, Taraxacum, Ononis spinosa

Allgemeine Maßnahmen

Licht, Luft, Sonne, Bewegung

Spezielle Therapie

Teucrium scorodonia Ø Synergon 15

Dosierung: 3-mal täglich 15 Tropfen in Wasser vor dem Essen in Wasser

Stabilisierung der Milzfunktion, besonders in Bezug auf Feuchtigkeiten

Rp. Cimicifuga spag. Ø

Chelidonium spag. Ø aa ad 50,0

M.D.S 3-mal täglich 10 Tropfen in Wasser vor dem Essen

Wirkt regulierend auf das Endokrinum in Bezug auf intramurale Übersprünge, wirkt befeuchtend

Cimicifuga Synergon 61

Dosierung: 3-mal täglich 15 Tropfen in Wasser vor dem Essen

Bei Hyper- und Dysmenorrhoe

Caulophyllum D2

Dosierung: 3-mal täglich 10 Globuli vor dem Essen im Mund zergehen lassen

Wirkt regulierend auf den hypophysär-hypothalamischen Regelkreis, befeuchtet und wirkt Gewebsneubildungen entgegen

Fallbeispiel Nr. 10

Personenbeschreibung

Geschlecht	männlich
Geburtsjahr	1923
Erstbehandlung	nicht bekannt
Beschwerdebild	cholerischer Habitus, Colitis ulzerosa, Adipositas, Gingivahypoplasie, Diabetes Typ II (eingestellt), Minderwuchs, linker Ober- und Unterschenkel mit pathologischer Verformung des linken Fußes, Prothesenträger
Vorerkrankungen	paroxysmale Tachykardien
Operationen	TEP Knie links
Familienanamnese	Kinder mit ADHS-Syndrom

Wertung	5
Konstitution	katarrhalisch-rheumatisch

Rechtes Auge

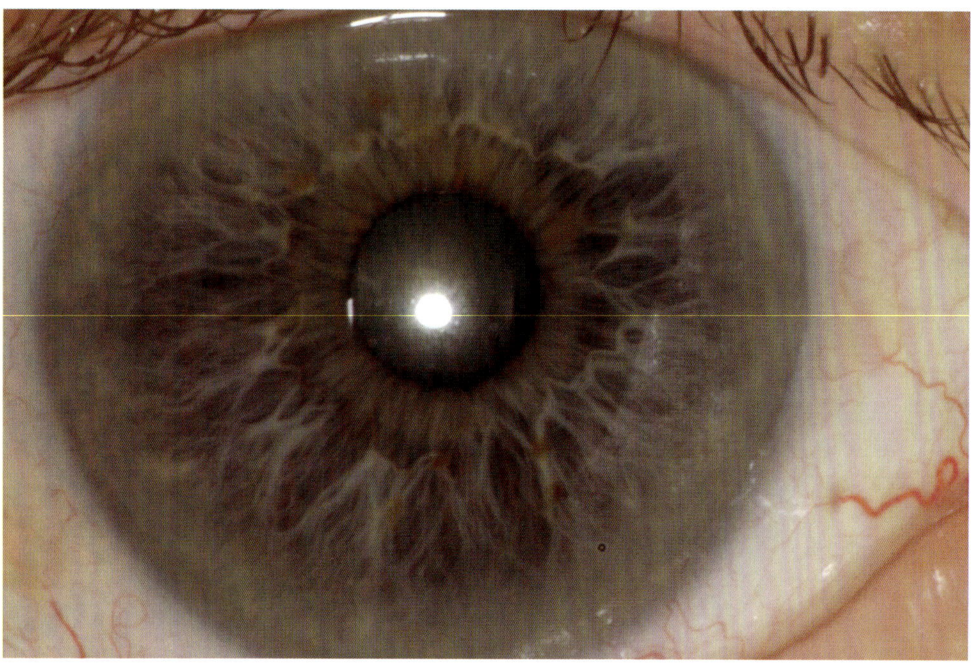

Regionäre Betrachtung	
Pupille	keine Angaben
Krausenzone	Sphinkerring deutlich sichtbar, teilweise aufgehellt und abgedunkelt, zum Teil pigmentiert, teils grobes Relief
Krause	unregelmäßig, ungleichmäßige Krausenkonfiguration, partielle Bandkrause, teilweise Krausenverdoppelung
humorale Region	Verfärbungen in der Kopfregion
4. Region	teils abgedunkelt und aufgelockert
5. Region	Verschmierungen, Tophi zum Teil konfluierend
6. Region	Arcus senilis, zum Teil abgedunkelt

Sektorale Betrachtung	
59` – 1`	Schwellungsbogen mit humoraler Verschmierung
2`	Pseudolakune mit innenliegenden Substanzdefekten
2` – 7`	Bandkrause mit aberrater Faser in der Ziliarzone Krausenausbuchtung von **7` – 18`** mit Krauseneinbuchtungen durch Pseudolakunen bei **12`** und **15`** aufgehelltes Adhäsionszeichen bei **9`**
20`	spitz zulaufende Lakune, die Krause eindrückend
28`	Riesenlakune
30`	Büschel
32`	Pseudolakune mit innenliegender aberrater Vaskularisation
33`	Verwachsungszeichen
35`	Riesenlakune, die Krause eindrückend (nur dezent sichtbar)
38` – 41`	Verklebungszeichen mit Lockerungen
42`	Steinstraße
43` – 46`	zum Irisrand hin offene Lakune, die Krause eindrückend mit unterschiedlich starken Lockerungen
46` – 48`	Auflockerungen mit krausenständiger Lakune bei **46`** und vaskularisierter aberrater Faser, insgesamt Wechsel zwischen Abdunkelung und Aufhellung
55` – 59`	Schwellungsbogen mit aberrater Vaskularisation

Harmonische Linien

- Hals-Genick-Linie
- Nase-Zwerchfell-Linie

Linkes Auge

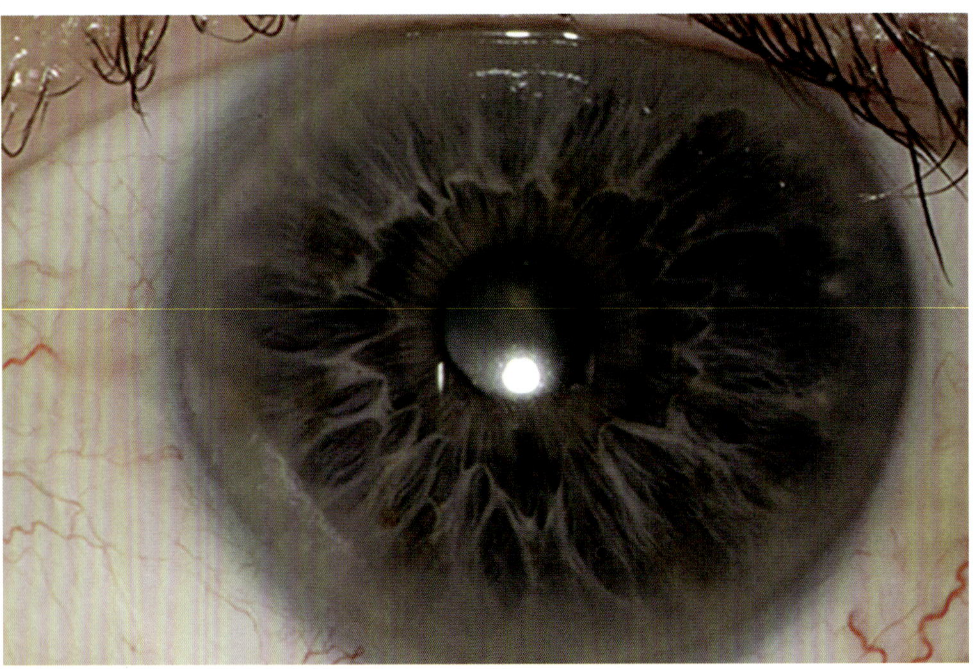

Regionäre Betrachtung	
Pupille	unauffällig
Krausenzone	Sphinkerring deutlich sichtbar, teilweise aufgehellt und abgedunkelt, zum Teil verfärbt
Krause	unregelmäßig, ungleichmäßige Krausenkonfiguration, partielle Bandkrause, teilweise Krausenverdoppelung
humorale Region	in der Kopfregion verschmiert
4. Region	teils abgedunkelt und aufgelockert
5. Region	Calciumknötchen, teilweise überlagert von Arcus senilis
6. Region	Arcus senilis

Sektorale Betrachtung	
59` – 1`	Schwellungsbogen
5` – 10`	Trocknungszeichen (Verbackungen, Dunkellinien, Pseudolakungen, Lockerungen)
12` – 17`	Halbseitenlakune mit Osteoporose-Knötchen, Abdunkelungen, Rarefikationen und aberrater vaskularisierter Radiäre (→ Herzbezug)
17` – 23`	Keilzeichen mit Basis außen, die Krause eindrückend und Trabekelabgrenzung
23` – 29`	Halbseitenlakune mit innenliegender radiärer Aktivierung
29` – 31`	Belastungsausläufer mit innenliegender Lockerung
31` – 44`	multiple Lakunen mit aufgehellter radiärer Struktur bei **40`** (lt. Angerer 2. Gallenplatz)
44` – 48`	Pseudolakune, die Krause eindrückend mit Spitze bis in die aufgehellte 1. kleine Region
55`	Halbseitenlakune

Harmonische Linien

- Kopf-Bein-Linie
- Hals-Genick-Linie
- Stirn-Ovar-Linie
- Nase-Zwerchfell-Linie

Energietransformation

Rechtes Auge
Assimilation vermindert
Dissimilation vermindert
Elimination vermindert

Linkes Auge
Assimilation vermindert
Dissimilation vermindert
Elimination vermindert

Fazit

Aufgrund der vielen Lockerungen, Trabekel und Lakunen in Verbindung mit der katarrhalisch-rheumatischen Konstitution ist die Trockenheit als Grundthema dieses Auges zu sehen.
Mit zunehmendem Alter hat sich so die konstitutionelle Situation pathologisch verfestigt und drückt sich hier in Katarrhen (Colitis mucosa bis hin zur Colitis ulzerosa) aus.
Auch der Diabetes Typ II und der cholerische Habitus sind Zeichen dieser Trocknung.
Bei der katarrhalisch-rheumatischen Konstitution sind Hyperkinesien, in diesem Fall paroxysmale Tachykardien, nicht selten. Sie werden hervorgerufen durch die Trocknung und die anfallenden Reizstoffe. Dies ist bereits Ausdruck des cholerischen Temperamentes.
Durch die deutlich gezeichnete Nase-Zwerchfell-Linie, auch cholerische Linie genannt, wird das cholerische Temperament ebenfalls bezeichnet.

Humoralpathologische Zusammenschau

Das hier vorherrschende cholerische Temperament ist in diesem Fall für das Krankheitsbild bestimmend.
Sowohl die noch im hohen Alter aktive Colitis ulzerosa als Ausdruck eines floriden Krankheitsgeschehen als auch die kardialen Hyperkinesien sind Ausdruck einer cholerischen Situation.
Bei zunehmender Trocknung und eine dem Alter entsprechende Auskühlung besteht die Gefahr eines Temperamentübergangs in die Melancholie.

Therapiekonzept

Allgemeines

- Befeuchtende Maßnahmen und milde Eliminationsanregung über die Haut
- Dampfbäder
- Wickel
- Hydrotherapie
- Vegetative Grundregulation
- Autogenes Training

Spezielle Therapie

Hypersativ Kattwiga

Dosierung: 3-mal täglich 10 Tropfen in Wasser vor dem Essen

Zur nervösen Grundregulation

Calcium phosphoricum Synergon 21 Tabletten

Dosierung: 3-mal täglich 2 Tabletten vor dem Essen im Mund zergehen lassen

Erwachsenen-Skrofulose, Ausleitungsstörungen

Berberis Synergon 101 Tabletten

Dosierung: 3-mal täglich 1 Tablette vor dem Essen im Mund zergehen lassen

Gegen Kristallose, kühlt das Leber-Galle-System

Ceanothus Synergon 57

Dosierung: 3-mal täglich 15 Tropfen in Wasser vor dem Essen

Reguliert die Milzfunktion, hemmt den Übergang in die Melancholie

Corbiovin Rupha

Dosierung: 3-mal täglich 1 Esslöffel nach den Mahlzeiten

Cardiale Hyperkinesien, bis zur akuten Tachyarrhythmie

Fallbeispiel Nr. 11

Personenbeschreibung

Geschlecht	weiblich
Geburtsjahr	1928
Erstbehandlung	1967
Beschwerdebild	Oberbauchmeteorismus, Halswirbelsäulensyndrom mit Schwindel und Benommenheit, Hochfrequenz-Tinnitus links, Hyperurikämie, rezidivierende Podagra links, allgemeiner Pruritus, Brady-Arrhythmie, Altersherz, diastolische Hypertonie, latenter Diabetes Typ II, beidseitige Gonarthrose, Hüftarthrose rechts, bekannte Skoliose, Sodbrennen, Depressionen nach dem Tod des Mannes
Vorerkrankungen	leichter Apoplex (Mai 2006); Nierenstein rechts (1996); Herpes Zoster (1996); bereits mehrfache Gastro- und Coloskopien, zuletzt Juli 2006 ohne Befund; Adipositas
Operationen	keine
Familienanamnese	zwei Kinder, lebt bei der Tochter, Mann 1995 verstorben, seither stark depressiv, Vater gefallen, Mutter an Altersschwäche gestorben, keine Geschwister, keine Auffälligkeiten in der näheren Verwandtschaft

Wertung	3–4
Konstitution	neuropathisch-neurolymphatisch mit Tendenz zur katarrhalisch-rheumatischen Konstitution

Rechtes Auge

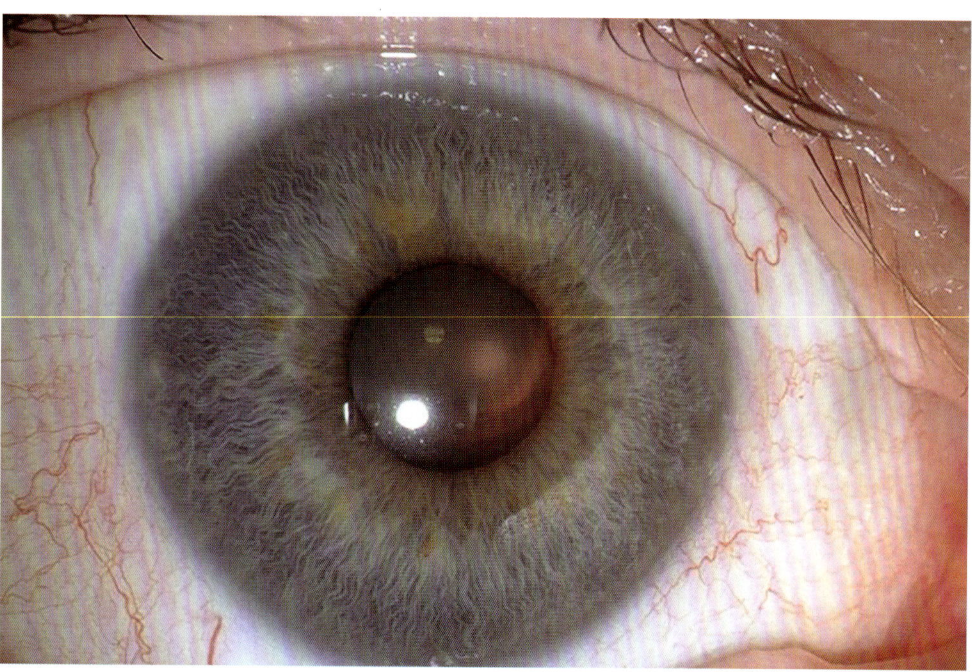

Regionäre Betrachtung	
Pupille	schwach ausgeprägter Astheniker-Pupillensaum mit beginnendem Zahnrad-Rand
Krausenzone	beginnender Begleitschatten mit beginnender Risskettenbildung, sichtbarer Sphincter pupillae mit partieller Randabdunkelung, altersentsprechende Graufärbung, partielle Gastrin-Pigmentierung
Krause	partiell unterbrochene Krause mit kranialer Abflachung
humorale Region	breit und verschmiert mit partieller Pigmentierung
4. Region	abgedunkelt
5. Region	abgedunkelt und verwischt
6. Region	abgedunkelt mit Arcus senilis und wenigen Tophi

Sektorale Betrachtung Multiple vaskularisierte Radiären und Wellenlinien (⟶ Neigung zu allgemeinen Stauungszuständen, Kristalloseneigung, Spätskrofulosezeichnung)	
0`	Torweg mit vaskularisierter Wellenlinie (⟶ nervös hormonelle Zeichnung im Bereich der Hypophyse)
2` - 7`	Sacktransversale (⟶ Stoffwechselminderung im Gehirn infolge von Stauungszuständen)
10` - 13`	Schwellungsbogen
29`	Wellenlinie mit angrenzenden Lockerungen
35` - 42`	gesamter Leber-Galle-Sektor gezeichnet: Zirkulärfurchen aufgehellt, zwei Zick-Zack-Radiären mit teilweiser Aufhellung, die Zirkulärfurchen durchbrechend, zwei Rarefikationskeilzeichen mit der Basis außen, eingerahmt durch Wellenlinien (⟶ Funktionsminderung der Leber mit Stauungstendenz, Möglichkeit von Gallensteinentstehung)
42` - 44`	kurze aberrate Radiäre (Obliquus Zeichen)
44` - 45`	Krauseneinbuchtung mit hellen Radiären
45`	aberrate vaskularisierte Wellenlinie (⟶ Stauungsbronchitis im Sinne des Leberhustens)

Harmonische Linien

- Kopf-Bein-Linie

Linkes Auge

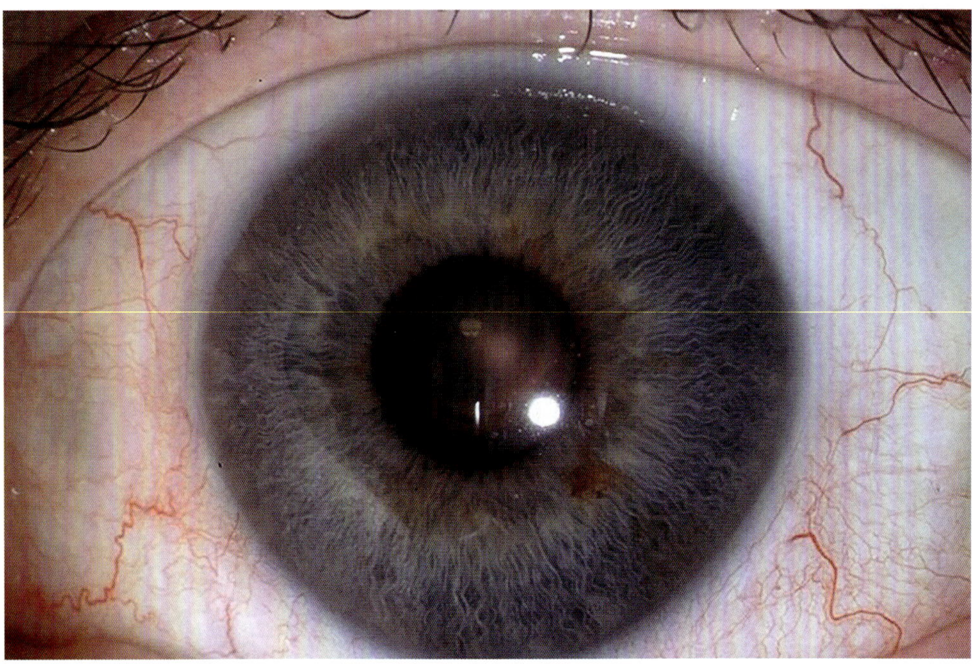

Regionäre Betrachtung	
Pupille	schwach ausgeprägter Astheniker-Pupillensaum mit beginnendem Zahnrad-Rand
Krausenzone	beginnender Begleitschatten mit beginnender Risskettenbildung, sichtbarer Sphincter pupillae mit partieller Randabdunkelung und altersentsprechender Graufärbung, partielle Pigmentierung
Krause	partiell unterbrochene Krause mit kranialer Abflachung und Geradehaltestrecke von **12` – 17`**
humorale Region	breit und verschmiert mit partieller Pigmentierung
4. Region	abgedunkelt mit partieller Pigmentierung
5. Region	abgedunkelt und verwischt
6. Region	abgedunkelt mit Arcus senilis und wenigen Tophi

Sektorale Betrachtung Multiple vaskularisierte Radiären und Wellenlinien (⟶ Neigung zu allgemeinen Stauungszuständen, Kristalloseneigung, Spätskrofulosezeichnung)	
58` – 2`	zwei Wellenlinien mit angelagerten Rarefikationen (⟶ nervös hormonelle Zeichnung im Bereich der Hypophyse)
8`	verquollene Radiäre mit angelagerter Dunkellinie, Wellenlinie bei **12`** und **17`** (beschreibt den verbreiterten Herzsektor) mit dazwischenliegender Geradehaltestrecke der Krause, Pigment bei **15`**, eingerahmt von Reizradiären, mit Einbuchtung der Krausenzone (⟶ Altersherz mit Beschwerdebild)
18` – 23`	Keilzeichen mit Basis außen, innenliegender Rarefikation, Pigmentation und Wellenlinie, abgeschlossen durch ein Leberpigment in der humoralen Region, mit radiärer Aktivierung (⟶ reizbare Schwäche der Milz mit Stauung, als Altschaden exogener Ursache – zum Beispiel Zustand nach Pfeifferschem Drüsenfieber)
25`	Torweg mit Lockerungen in der 4. – 6. Region (⟶ Blasenbezug)
30` – 32`	Rarefikation mit eingelagerter Steinstraße und Zick-Zack-Radiäre.
33` – 37`	Schwellungsbogen (⟶ Leberrückwand)
55`	vaskularisierte aberrate Radiäre, sowie aufgehellte Radiäre (⟶ Ohrbezug)

Harmonische Linien

- Kopf-Bein-Linie
- Ohr-Blasen-Linie

Energietransformation

Rechtes Auge

Verminderte Assimilation mit Schärfenbildung;
daraus resultierend Schärfenbelastung des humoralen Verteilersystems
Dissimilation vermindert
Elimination vermindert

Linkes Auge

Verminderte Assimilation mit Schärfenbildung;
daraus resultierend Schärfenbelastung des humoralen Verteilersystems
Dissimilation vermindert
Elimination vermindert

Fazit

Die Depression nach dem Tod ihres Mannes entspricht den konstitutionellen Gegebenheiten: „Angstzustände sowie Phasen anfallsweiser unmotivierter Übererregung mit nachfolgenden Erschöpfungserscheinungen („reizbare Schwäche"), erschwerte Überwindung schicksalsbedingter psychischer Traumen. Es besteht ausgesprochene Neigung zur Ausbildung von Neurosen … als Flucht vor … nicht zu bewältigender Wirklichkeit". (Die Konstitution, Joachim Broy, 2. Auflage 1992).
Erschwerend kommen die Zeichensetzungen im rechten Auge bei 0` und im linken Auge bei 58` – 2` als Zeichen der nervös-hormonellen Fehlregulation hinzu.
Die konstitutionelle Betrachtung steht eindeutig im Vordergrund. Die katarrhalisch-rheumatische Konstitution ist in diesem Lebensalter von der Trocknung geprägt. Entsprechend finden wir hier eine Vielzahl von Trocknungszuständen und deren Folgen: Arthrosen diverser Gelenke, Halswirbelsäulensyndrom mit Tinnitus, apoplektischer Insult, Herzinsuffizienz im Sinne des Altersherzens, Hyperurikämie mit rezidivierender, linksseitiger Podagra, auch Pruritus (Kompensationsvorgang), Sodbrennen (Begleitgastropathie) und natürlich den Nierenstein.
Der Arcus senilis ist ein weiteres Indiz für eine fortgeschrittene und fixierte Gewebstrocknung. Das Gastrinpigment ist der Ausdruck der kompensatorischen Bemühungen. Die Leber und Milzzeichnung spricht für eine Schwächung mit Stauungszuständen im System. Hieraus lassen sich sowohl der Oberbauch-Meteorismus als auch die diastolische Hypertonie ableiten.

Humoralpathologische Zusammenschau

Wie schon im Fazit angedeutet, steht hier die übermäßige Trocknung im Vordergrund, die sich in den humoralen Gegebenheiten widerspiegeln muss.
Der Begleitschatten ist ein Ausdruck des Alters, das humoralpathologisch eine Lebensphase der Auskühlung und Trocknung darstellt.
Das Gehirn als feuchtestes Organ ist in diesem Zusammenhang in erster Linie betroffen; die vorhandene Depression ist auch hieraus erklärbar.
Die Kristallose entspricht einer allgemeinen Trocknung. Sie zeigt sich hier als Arthrosen diverser Gelenke, Halswirbelsäulensyndrom mit Tinnitus, apoplektischer Insult, Herzinsuffizienz im Sinne des Altersherzens, Hyperurikämie mit rezidivierender, linksseitiger Podagra, auch Pruritus, Sodbrennen (Begleitgastropathie) und natürlich als Nierenstein.

Therapiekonzept

Allgemeines

- Nervös hormonelle Regulation – Stabilisierung der Konstitution
- Befeuchtende Maßnahmen
- Ausscheidungen verbessern
- Stauungszustände regulieren

Spezielle Therapie

Cimicifuga Synergon 61

Dosierung: 3-mal täglich 15 Tropfen in Wasser vor dem Essen
Bei Hyper- und Dysmenorrhoe

Apis N Synergon 11

Dosierung: 3-mal täglich 15 Tropfen in Wasser vor dem Essen
Mittel der harnsauren Diathese

Crataegutt novo 450mg Tabletten

Dosierung: 2-mal täglich 1 Tablette vor dem Essen
Altersherz, zur Verbesserung der Sauerstoffutilisation

Solunat Nr. 18

Dosierung: 3-mal täglich 4 Tropfen in Wasser vor dem Essen
Milzfunktionsmittel

Aesculus N Synergon 13

Dosierung: 3-mal täglich 15 Tropfen in Wasser vor dem Essen
Venöse und lymphatische Entstauung des Leber-Milz-Systems

Fallbeispiel Nr. 12

Personenbeschreibung

Geschlecht	männlich
Geburtsjahr	1929
Erstbehandlung	1988
Beschwerdebild	Gicht (Gicht, RR 150/110)
Vorerkrankungen	Nierensteine, Basaliom (sehr groß) keine weiteren, nennenswerten Krankheiten bekannt
Operationen	Basaliom-Exzision mit plastischer Rekonstruktion der Lippen
Familienanamnese	nicht dokumentiert
Wertung	4
Konstitution	lymphatisch-hyperplastisch, harnsaure Diathese

Rechtes Auge

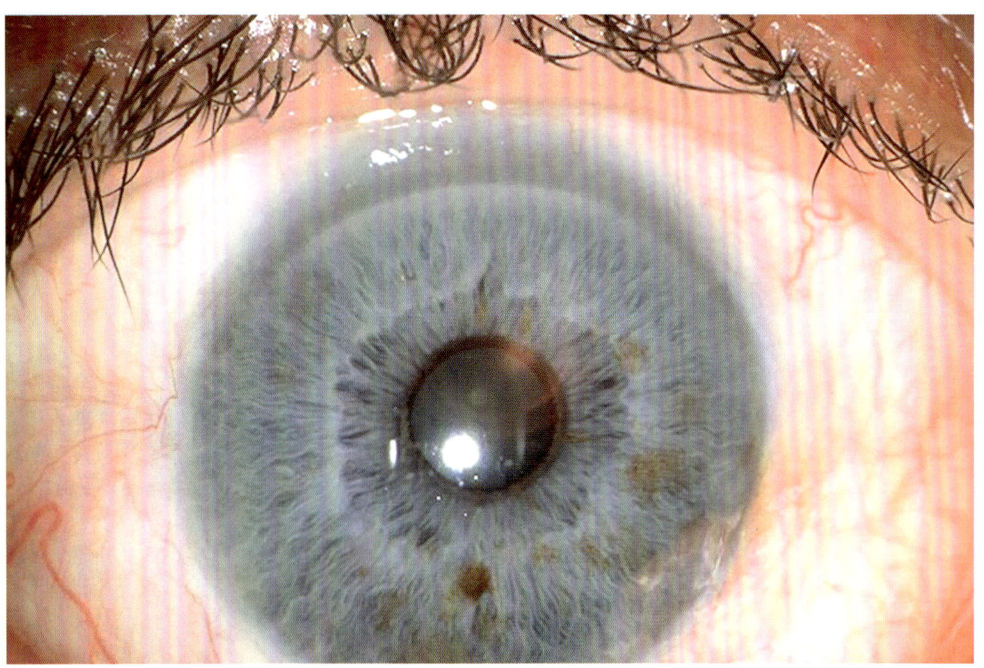

Regionäre Betrachtung	
Pupille	unauffällig
Krausenzone	Begleitschatten Sphinkter sichtbar (hell gestrichelt) quer-oval ektasiert (damit dispositionell) (Störung des intramuralen Systems) 2. Region teilweise rarefiziert multiple Geradehaltestrecken
Krause	hell, teilweise verquollen
humorale Region	aufgehellt
4. Region	Trocknungszeichen
5. Region	ohne Befund
6. Region	ohne Befund

Sektorale Betrachtung	
0`	Halbseitenlakune spitz zulaufend (→ hypophysäre Insuffizienz) mit Krypte, die Krause eindrückend und aktivierender Reizradiäre
2`	verquollene Reizradiäre
5`	Schwellungsbogen
10` – 18`	Keilzeichen Basis außen mit Wellenlinie und anliegender Abdunklung bei **15`**
18` – 23`	Schwellungsbogen mit aberrater Fibrille bei **23`**
27`– 28`	beginnender Spargelkopf (→ Trocknung im Unterleib) eingerahmt von zwei verquollenen Wellenlinien
29`– 31`	Rarefikation mit innenliegender, verquollener Radiäre, angelagertem Gallepigment und lateraler Aufhellung
34`– 36`	Rarefikation mit Wellenlinie und verquollenen Radiären
40`	Inselzeichen (→ degenerativer Gewebsumbau in der Leber)
43`	Halbmondkette (→ proliferativer Bindegewebsumbau)
44`– 46`	dunkles Keilzeichen Basis außen mit unterschichtiger Transversale in der Peripherie
55` – 57`	Lockerungszeichen mit innenliegender Wellenlinie
58` – 59`	Staffellakunen (→ hereditäre Anlage zu Neoplasien)

Harmonische Linien

- Kopf-Bein Linie
- Atmungslinie

Linkes Auge

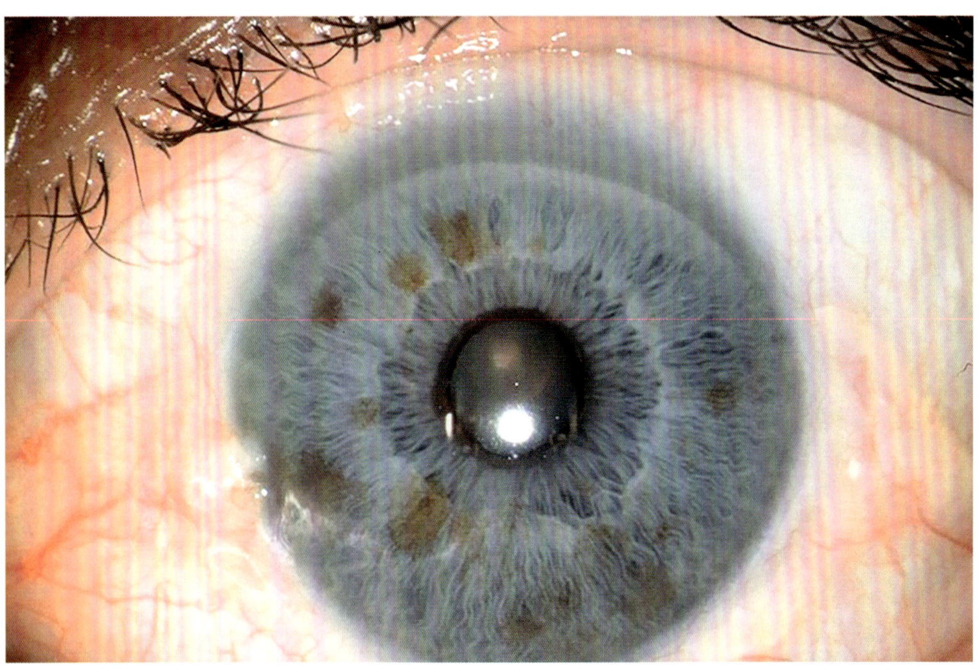

Regionäre Betrachtung	
Pupille	unauffällig
Krausenzone	Begleitschatten Sphinkter sichtbar (hell gestrichelt) 2. Region teilweise rarefiziert (Störung des intramuralen Systems)
Krause	hell, teilweise verquollen
humorale Region	aufgehellt
4. Region	Trocknungszeichen
5. Region	ohne Befund
6. Region	ohne Befund

Sektorale Betrachtung	
59`– 3`	zwei Lakunen mit innenliegender Reizradiäre und anliegender Aufhellung (→ hypophysäre Insuffizienz)
5`– 13`	zusammengesetztes Zeichen (Keilzeichen mit Basis außen von der Pupille ausgehend, Krypte, Inselzeichen, Schwellungsbogen)
14`– 16`	Halbmondkette mit angelagerter Lockerung (→ kardialer Hinweis)
24`– 26`	Belastungsausläufer, Inselzeichen mit Pigmentierung in aufgelockerten Milzsektor (→ Trocknung, Energietransformation der Milz gestört)
27`– 32`	Schwellungsbogen mit innenliegenden Rarefikationen
33`	Wellenlinie
36`	Wellenlinie
40`– 42`	konjunktivale Zyste
57`	die Krause eindrückende Lanzettlakune

Harmonische Linien

- Kopf-Bein-Linie

Energietransformation

Rechtes Auge
Assimilation vermindert
Dissimilation ohne Befund
Elimination leicht vermindert

Linkes Auge
Assimilation vermindert
Dissimilation ohne Befund
Elimination leicht vermindert

Fazit

Harnsaure Diathese auf der Basis einer lymphatisch-hyperplastischen Konstitution auf der Basis einer Kristallose (Zeichen: Begleitschatten, Pigmentierung, Säurezeichnung in der humoralen Region, Atmungslinie).
Hepato-renales Syndrom (siehe rechtes Auge Nierensektor).
Gesamtzustand wird erschwert durch die lienale Beteiligung (therapierelevant, aber Patient meist ohne spezifische Beschwerden).
Cave: Herz und herznahe Gefäße.

Humoralpathologische Zusammenschau

Es handelt sich um eine harnsaure Diathese auf der Basis einer lymphatisch-hyperplastischen Konstitution mit der Manifestation einer Kristallose. Die harnsaure Diathese beinhaltet generell die Reizbeantwortung mit vermehrter Harnsäurebildung, die aus erhöhtem Nervenzellstoffwechsel und in der Folge vermehrtem Zerfall von Nervenzellen resultiert. Es ist ein primär Nahrungsmittel unabhängiges Problem.

Zur lymphatischen Hyperplasie kommt als Komplikation die resultierende Schwäche der eliminatorischen Grundfunktion hinzu. Sie ist an Säurezeichen in der humoralen Region zu erkennen und zeigt die nachweisliche Azidose des Säftesystems.

Die Pigmentierungen zeigen eine verminderte Drainage und als Resultat Ablagerungen in den Geweben an. Sie deuten auf einen schon länger bestehenden Zustand hin.

Die Bedeutung des Begleitschattens in diesem Zusammenhang: Säuren reizen die Nerven, sie haben das Nervensystem bereits ausgebrannt; der Begleitschatten imponiert nun als Schwächezeichen.

Die Atmungslinie ist ebenfalls als Schwächezeichen zu sehen: Weniger Sauerstoff kann weniger Feuer anfachen.

Hepato-renales-Syndrom:

Bei jeder harnsauren Diathese treten die Leber bzw. das Nierensystem augendiagnostisch in Erscheinung (die Leber macht harnfähig, was harnpflichtig ist).

Weitere Beschwerden sind durch die Milzbeteiligung zu erwarten und dies in zweierlei Hinsicht: Die Milz ist die kleine Schwester der Leber – Milzzeichen entsprechen einer gescheiterten Kompensation. Die Milz reguliert den internen Flüssigkeitshaushalt, der sich bei der allgemeinen Trocknung schwierig gestaltet.

Aufgrund der Zeichnung im Herzsektor, der bestehenden Kristallose und dem bekannten Konsensus ist dem Herzen auch bei Beschwerdefreiheit besonderes Augenmerk zu widmen.

Therapiekonzept

Allgemeines

- Befeuchtende Maßnahmen
- Behandlung der harnsauren Diathese, des hepato-renalen Syndroms, der eliminatorischen und der assimilatorischen Schwäche
- Symptomatische Behandlung der Gicht
- Herzstütze

Spezielle Therapie

Apis N Synergon 11

Dosierung: 3-mal täglich 15 Tropfen in Wasser vor dem Essen
Mittel der harnsauren Diathese

Biochemie Bombastus Nr. 9 Natrium phosphoricum D6

Dosierung: 3-mal täglich 5 Tabletten vor dem Essen im Mund zergehen lassen
Hält Säuren in Lösung, macht sie dadurch eliminierbar

Ceanothus M Synergon 57

Dosierung: 3-mal täglich 15 Tropfen in Wasser vor dem Essen
Milzenergetikum, wirkt auf den Konsensus Leber – Milz

Crataegus S Synergon 1b

Dosierung: 3-mal täglich 15 Tropfen in Wasser vor dem Essen
Altersherz

Fallbeispiel Nr. 13

Personenbeschreibung

Geschlecht	männlich
Geburtsjahr	1959
Erstbehandlung	1962
Beschwerdebild	Zustand nach akutem klinischem hepato-renalem Syndrom 1997, Dialyse seit 2006, zunehmender idiopathischer Anstieg vom Parathormon
Vorerkrankungen	Psoriasis, Arthritis psoriatica, Depressionen, klinisches hepato-renales Syndrom
Operationen	Shuntoperationen
Familienanamnese	Vater: Apoplex, Mutter: Arthrosis deformans an den kleinen Gelenken, Kniegelenksarthrosen, Bruder: Apoplex

Wertung	4 – 5
Konstitution	katarrhalisch-rheumatisch

Rechtes Auge

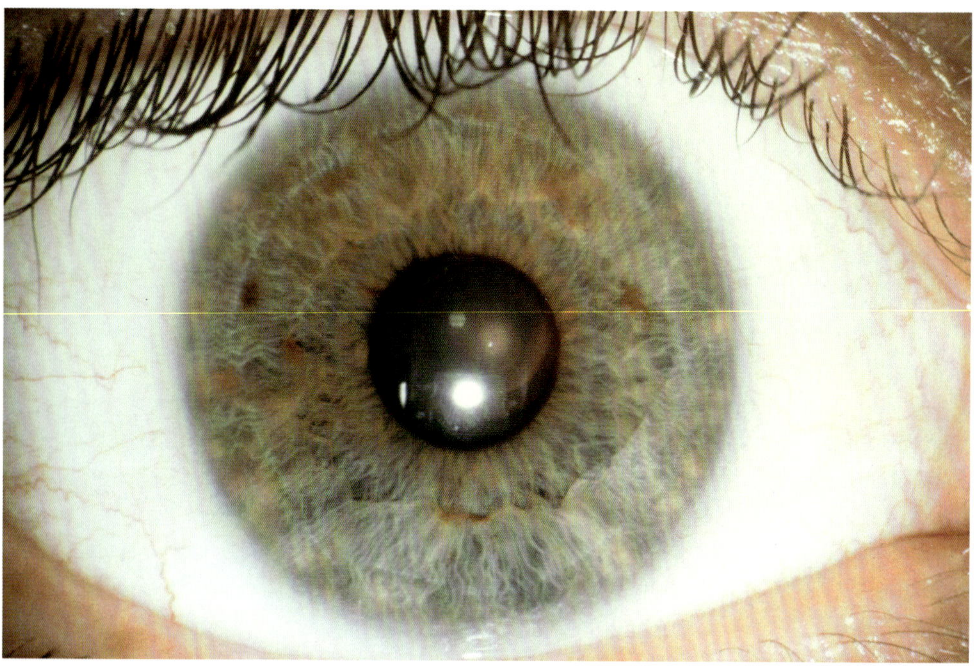

Regionäre Betrachtung	
Pupille	ohne Befund
Krausenzone	normal groß
	Sphinkterregion sichtbar mit aufgehelltem Sphinkterrand und ockerfarbenen Pigmentierungen als Zeichen von Schärfen 2. kleine Region teilweise abgedunkelt, verfärbt und aufgelockert
Krause	Krause durchgängig, partielle Bandkrause, sektoral Geradehaltestrecken, teilweise mit Pigmentauflagerungen
humorale Region	Verfärbungen und Verschmierungen im Kopfbereich
4. Region	leuchtende, teilweise unterbrochene Zirkulärfurchen, Schnupftabakpigmente und Verschmierungen, Auflockerungen
5. Region	teilweise verschmolzene und verfärbte Tophi
6. Region	leicht abgedunkelt und schmal

Sektorale Betrachtung	
59` – 2`	Lockerung mit Aufhellung in der 4. Region und aufgehellter Zirkulärfurche mit innenliegender Abdunkelung
3` – 5`	Wellenlinie mit angelagerter Dunkellinie mit Pigment, die Zirkulärfurche durchbrechend
um 10`	beginnender Schwellungsbogen mit innenliegender Dunkellinie begrenzt durch
13`	von einer aberraten Stauungsradiäre
15`	Rarefikation und Abdunkelung mit hellen, teils aberraten Fasern und Wellenlinie bis zur 1. kleinen Region
13` – 20`	Geradehaltestrecke der Krause
25` – 38`	Geradehaltestrecke der Krause
25` – 38`	Schwellungsbogen mit aufgehellten Fasern innenliegend zwischen
27` – 31`	deutliche Rarefikationen mit doppelter Wellenlinie, aufgehellte Zirkulärfurchen, teilweise unterbrochen
38`	Belastungsausläufer mit anliegenden aufgehellten Radiären
38` – 42`	Geradehaltestrecke der Krause
38` – 39`	Abdunkelung der mittleren Ziliarzone mit verquollener Wellenlinie
45`	aufgehellte Wellenlinien mit anliegender Lockerung die Zirkulärfurche durchbrechend
46`	Leberpigment in der mittleren Ziliarzone
55`	helle Zirkulärfurche von kurzer, dunkler Radiärfurche durchbrochen

Harmonische Linien

- Kopf-Bein-Linie
- Hals-Genick-Linie
- Ohr-Blasen-Linie
- Nase-Zwerchfell-Linie

Linkes Auge

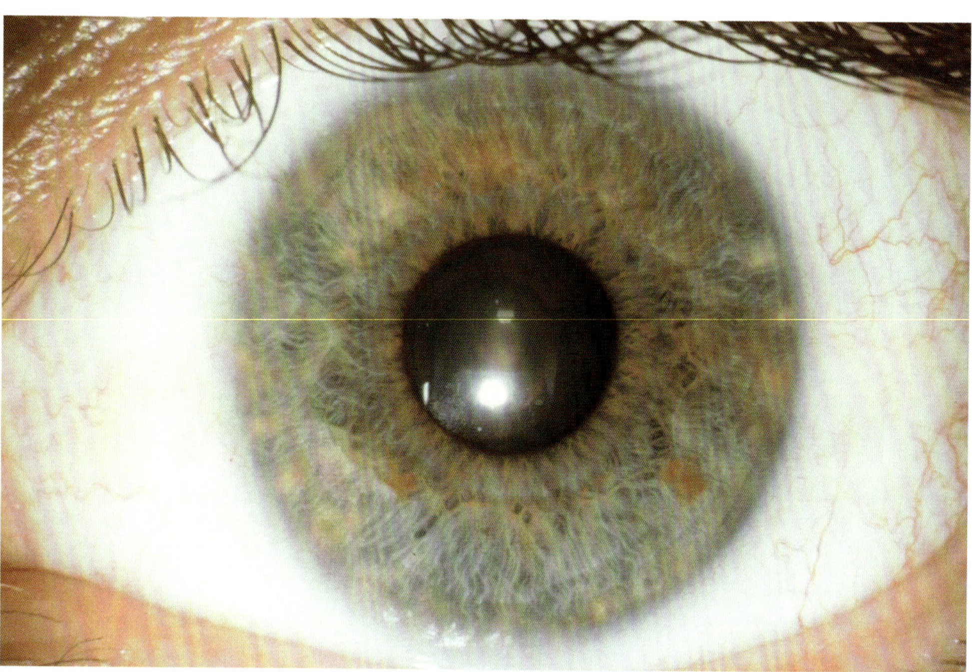

Regionäre Betrachtung	
Pupille	ohne Befund
Krausenzone	normal groß Sphinkterregion sichtbar mit aufgehelltem Sphinkterrand und ockerfarbenen Pigmentierungen als Zeichen von Schärfen, Keilzeichen mit Basis innen, 2. kleine Region teilweise abgedunkelt, verfärbt und aufgelockert
Krause	Krause durchgängig, sektoral Geradehaltestrecken, teilweise mit Ausbuchtungen, teilweise mit Pigmentauflagerungen
humorale Region	Verfärbungen und Verschmierungen im Kopfbereich
4. Region	leuchtende, teilweise unterbrochene Zirkulärfurchen, Schnupftabakpigmente und Verschmierungen, Auflockerungen
5. Region	teilweise verschmolzene und verfärbte Tophi
6. Region	leicht abgedunkelt und schmal

Sektorale Betrachtung	
2`	Lakune in der humoralen Region mit innenliegender heller Aktivierung
5` – 12`	Geradehaltestrecke der Krause mit Lockerungen in der Ziliarzone und Verschmierungen
12`	aufgehellte Wellenlinie mit nach unten anliegender Rarefikation
12` – 17`	Ausbuchtung der Krause mit Geradehaltestrecke der Krause und anschließendem Schwellungsbogen mit innenliegender Verschmierungen und Rarefikationen
20`	Belastungsausläufer mit innenliegender Lockerung und Abdunkelung mit anschließendem Solitärpigment, eingerahmt von leuchtenden Radiären und Büscheln
25`	Dunkellinie mit innenliegenden sich kreuzenden Radiären
28` – 33`	Schwellungsbogen mit innenliegender Rarefikation, Schnupftabakpigment und zwei aufgehellten Wellenlinien, Schwellungsbogen ist eingerahmt von gestaffelten Lakunen innerhalb der humoralen Region (→ endokrine Zeichnung)
43`	Belastungsausläufer mit Torbogen und innenliegender Rarefikation und aberrater Faser in der 2. kleinen Region
43` – 46`	Schwellungsbogen mit innenliegender Lockerung und Abdunkelung in der 4. kleinen Region, aufgehellte Radiäre, sich aberrat bis in die 1. kleine Region hineinziehend
46` – 55`	unterschichtige Transversale
49` – 51`	leichte, aufgehellte Verschmierung

Harmonische Linien

- Hals-Genick-Linie
- Ohr-Blasen-Linie
- Nase-Zwerchfell-Linie

Energietransformation

Rechtes Auge
Assimilation leicht vermindert
Dissimilation ohne Befund
Elimination leicht vermindert

Linkes Auge
Assimilation vermindert
Dissimilation ohne Befund
Elimination leicht vermindert

Fazit

Auf Grund seiner katarrhalisch-rheumatischen Konstitution mit ihrem erhöhten Anfall von Überschussstoffen, in Verbindung mit der genetisch determinierten Psoriasis, die ihrerseits zu einer verminderten eliminatorischen Hautfunktion führt, ist es über die Jahre hinweg zu einer Überlastung des Zentralorgans der Elimination, der Leber, gekommen.
Die Leber macht harnfähig was harnpflichtig ist.
In Folge der unvollkommenen Leberleistung muss es zwangsläufig zu einer toxischen Belastung der Nieren kommen, was sich auch im Auge deutlich darstellt. Die Folge ist bei diesem Patienten die dialysepflichtige Niereninsuffizienz. Allerdings muss hierunter nicht nur die eliminatorische Störung, sondern eben auch die Störung aller anderen Nierenfunktionen gesehen werden. So lassen sich hieraus hypertone Situationen, anämische Zustände und auch Verschiebungen im Mineralblutbild erklären.
Die Störung des Parathormons ist Ausdruck der endokrinen Insuffizienz und eines Kompensationsversuchs des gestörten Calcium-Haushalts.
Außerdem gilt: Keine Schilddrüsenstörung ohne Leberstörung, hier gilt natürlich auch der Umkehrsatz.

Humoralpathologische Zusammenschau

Bei der katarrhalisch-rheumatischen Konstitution steht die Trocknung im Vordergrund, die sich in den humoralen Gegebenheiten widerspiegelt.
Die Trockenheit, die sich bereits in der Assimilation, z.B. durch die Schärfen in der Sphinkterregion und die zum Teil abgedunkelte 2. kleine Region, zeigt, muss zum einen konstitutionell zum anderen aber auch als Folge einer früheren anzunehmenden Leberüberhitzung ursächlich angesehen werden.
Die Leber als das hitzigste Organ ist der Ort, der ausschlaggebend für die Wärmequalität des gesamten Organismus ist. Bei konstitutionell vermehrt anfallenden Überschussstoffen kommt es zwangsläufig zu einer Überreizung/Überhitzung des Leberstoffwechsels mit gleichzeitiger Trocknung des Gesamtsystems (Hitze verbraucht Feuchtigkeit). Dadurch werden die Organsysteme, die mit der Feuchtigkeitsregulation im Organismus zu tun haben in Mitleidenschaft gezogen: die Nieren als Regulatoren der Feuchtigkeit in Bezug auf die Außenwelt, die Milz als Regulator der inneren Feuchtigkeiten.
Das bedeutet, dass nach anfänglicher Überreizung die Milz die Entsorgung der Schwarzgalle nicht mehr gewährleisten kann, und sich in der Folge melancholische Zufälle im Organismus (Gelenke, Bindegewebe, Psyche) einstellen. Das ergibt ein negatives Feedback auf die Leber als Ersatzeliminatorin für die Schwarzgalle. Somit entsteht ein interner circulus vitiosus der Trocknung.

Die Nierenschädigung muss als Folgeschaden angesehen werden, da die Leber der Niere zuarbeitet (die Leber macht harnfähig, was harnpflichtig ist).

Therapiekonzept

Allgemeines

Assimilation verbessern

Befeuchtende Maßnahmen

Tonus fördernde Maßnahmen über die Haut

Milde Eliminationsanregung (auf Energiehaushalt achten)

Dampfbäder

Wickel

Hydrotherapie

Spezielle Therapie

Bryonia N Synergon 54

Dosierung: 3-mal täglich 15 Tropfen in Wasser vor dem Essen

Nieren entlastend über das Leber-Galle-System, Feuer regulierend, Säureausscheidung, gichtig-rheumatischer Formenkreis

Taraxacum S Synergon 164

Dosierung: 3-mal täglich 15 Tropfen in Wasser vor dem Essen

Leberfunktionsmittel

Biochemie Bombastus Nr.10 Natrium sulfuricum D6

Dosierung: 3-mal täglich 3 Tabletten vor dem Essen im Mund zergehen lassen

Reguliert die Feuchtigkeit im Gewebe, verbessert die Drainage der Schwarzgalle

Juniperus N Synergon 165

Dosierung: 3-mal täglich 15 Tropfen in Wasser vor dem Essen

Stabilisiert das Nierengewebe.

Fallbeispiel Nr. 14

Personenbeschreibung

Geschlecht	weiblich
Geburtsjahr	1933
Erstbehandlung	1990
Beschwerdebild	pectanginöse Beschwerden osteoporotische Wirbelkörperfrakturen venöse und lymphatische Insuffizienz Überforderungssyndrom (Geschäftsfrau und Pflege des Partners) rezidivierende biliöse Stauungen bei bekannter Cholelithiasis Makuladegeneration
Vorerkrankungen	Kehlkopfdiphtherie, Varicosis, multiple Ulcera ventriculi
Operationen	Venenstripping beidseits, Impingement-Syndrom rechts, Humerusfraktur links
Familienanamnese	keine Auffälligkeiten
Wertung	5
Konstitution	gastrische Konstitution mit harnsaurer Diathese

Rechtes Auge

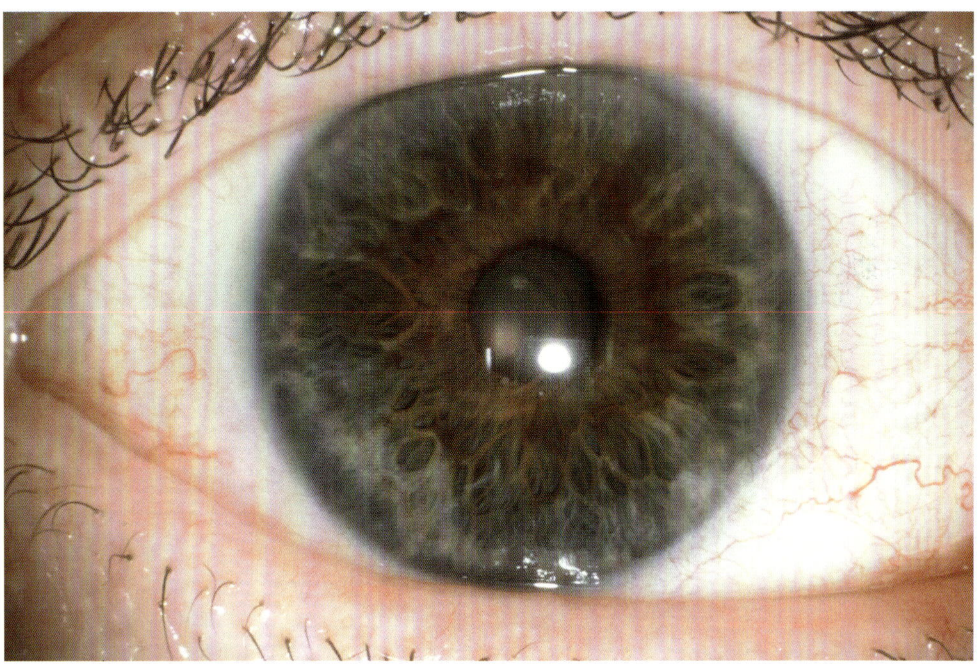

Regionäre Betrachtung	
Pupille	multiple Geradehaltestrecken, Borkenrand
Krausenzone	dichte Risskette mit beginnendem Begleitschatten 1. kleine Region (Sphinkterregion) gut sichtbar, aufgehellt 2. kleine Region aufgelockert, nur partiell sichtbar in Krausenausbuchtungen
Krause	gezackt, ausgeweitet, teilweise sichtbar, Schnupftabakpigmente
humorale Region	teilweise verschmiert, braun pigmentiert Schnupftabakpigment, multiple Lakunen
4. Region	viele Lockerungszeichen, Aufhellungen, Abdunkelungen, Schnupftabakpigmente
5. Region	abgerückte Tophi, teilweise konfluierend
6. Region	beginnende Abdunkelung, im unteren äußeren Quadranten deutlicher, zum Teil verbreitert

Sektorale Betrachtung	
2` – 3`	spitz zulaufende, die Krause eindrückende Pseudolakune
10`	gebündelte Fibrillen in der Krausenzone, als Fortsetzung kurze, helle Zirkuläre
12`	gebündelte Fibrillen mit Zirkulärfurchen-Durchbrechung in der mittleren Ziliarzone
12` – 20`	Geradehaltestrecke der Krause
14` – 17`	zwei große Lakunen mit anliegenden Tophi
20` – 23`	zwei kurze Faserbündel endend in einer hellen Zirkuläre
25` – 32`	zusammenhängend lakunöse Strukturen (→ Niere und kleines Becken) mit Verbreiterung der humoralen Region
33` – 43`	helle Verschmierung mit unterschichtiger Transversale und Außenorganzeichen (→ Leberbezug)
44`	aufgehellte Wellenlinie
44` – 47`	nach außen offene Riesenpseudolakune mit innenliegenden Lockerungen und Aktvierungszeichen im oberen Trabekel (→ Rechtsherzbezug)
48`	abgedunkelter Sektor mit dazwischenliegender aufgehellter Wellenlinie
50` – 52`	Büschel mit dazwischenliegenden Abdunkelungen
57`	aufgehellte Wellenlinie

Harmonische Linien

- Hals-Genick-Linie
- Ohr-Blasen-Linie
- Nase-Zwerchfell-Linie

Linkes Auge

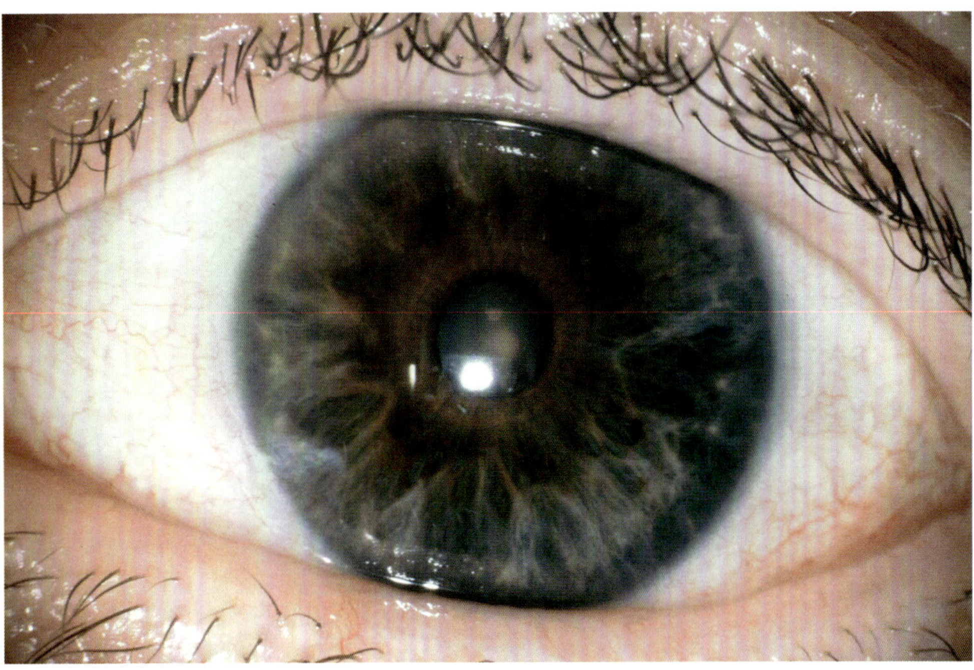

Regionäre Betrachtung	
Pupille	Borkenrand
Krausenzone	dichte Risskette mit beginnendem Begleitschatten. 1. kleine Region (Sphinkterregion) gut sichtbar, aufgehellt, 2. kleine Region aufgelockert, nur partiell sichtbar in Krausenausbuchtungen
Krause	gezackt, ausgeweitet, teilweise nicht sichtbar, Schnupftabakpigmente
humorale Region	teilweise verschmiert, braun pigmentiert, Schnupftabakpigment, Lockerungen
4. Region	viele Lockerungszeichen, Aufhellungen, Abdunkelungen, Schnupftabakpigmente
5. Region	abgerückte Tophi, teilweise konfluierend
6. Region	beginnende Abdunkelung, im unteren äußeren Quadranten deutlicher, zum Teil verbreitert

Sektorale Betrachtung	
10` – 14`	Neurohäkchen
14`	Bündel mit weiterführender Reizfaser bis in die Sphinkterregion (→ große herznahe Gefäße)
15` – 17`	lokale Krauseneinbuchtung mit partieller Bandkrause (→ Linksherzbezug), keilförmige Auflockerung mit Basis außen
16` – 18`	Osteoporoseknötchen und Kellerassel
18` – 23`	weißliche Verschmierung mit Krausenausbuchtung (→ Milzbezug)
24` – 29`	Schwellungsbogen mit
29` – 34`	verquollenen Radiären und keilförmiger Lockerung mit Bündeln als seitlicher Begrenzung (→ Nierenbezug)
35` – 37`	zwei gestaffelte Lakunen mit innenliegender Aufhellung
38`	verquollene Radiäre mit angelagerter Dunkellinie
39` – 43`	Pseudolakune
43`	Wellenlinie
44` – 46`	Rarefikation mit teils verschmierter Aufhellung und Abdunkelung, verschmierte Tophibildung
58` – 59`	verquollene Radiäre mit anliegenden Lockerungen

Harmonische Linien

- Hals-Genick-Linie
- Kopf-Bein-Linie

Energietransformation

Rechtes Auge
Assimilation im Beginn vermindert
Dissimilation vermindert
Elimination vermindert

Linkes Auge
Assimilation im Beginn vermindert
Dissimilation vermindert
Elimination vermindert

Fazit

Im Wesen der gastrischen Konstitution und der harnsauren Diathese ist die Grundproblematik der Trocknung bereits enthalten. Die Falldiagnose beschreibt dies auch eindringlich. Im Einzelnen zeigt sich dies im Auge besonders in Strukturen, wie zum Beispiel der Pseudolakune als Hinweis auf degenerative Katarrhe im Leber-Galle-Pankreas-Bereich.
Auch der Leber-Galle-Sektor stellt die Trocknung mit Verbreiterung des abgedunkelten Ziliarrandes, Stromaverdichtung und vermehrter Pigmentierung eindrücklich dar.
Abgesehen vom klinischen Bild der Osteoporose muss aus naturheilkundlicher Sicht auch hier von einer Trocknung und verminderter Nutrition ausgegangen werden, die sich tatsächlich in der Minderung der Eiweißmatrix des Knochensystems darstellt.
Die pektanginösen Beschwerden können sich erklären aus der allgegenwärtigen Trocknung (linkes Auge bei 14`) zusätzlich mit dem Neurohäkchen als nervösem Anteil (bei 15`) und der Leberstauung mit Rechtsherz-Belastung (Leberzeichnung im rechten Auge).
Die harnsaure Diathese bedingt eine Überlastung des lymphatischen Systems.
Da das Lymphsystem das Kompensationssystem der Venen darstellt, erklärt sich somit auch deren Insuffizienz.

Humoralpathologische Zusammenschau

Der Mensch wird qualitativ warm und feucht geboren und geht kalt und trocken von dieser Welt.
Das Grundproblem der belebten Natur ist die Auskühlung und die Austrocknung.
Im Sinne der Alterung ist das ein natürlicher Vorgang.
Ein zu frühes, generalisiertes, lokales oder unzeitiges Auskühlen/Austrocknen bedingt Krankheiten.
Im vorliegenden Fall kann man an den Unterreizungs- und metabolischen Zeichen diesen Zustand verdeutlichen.
Schnupftabakpigmente, Lakunen, Dunkellinien, Lockerungszeichen, verquollene Radiären sind untrügliche Hinweise auf den oben genannten Zustand.
In den klinischen Krankheitsbildern spiegelt sich diese Situation wider. Exemplarisch seien hier die rezidivierenden biliösen Stauungen, die Steinbildung, die Osteoporose und die Makuladegeneration genannt. Eine anhaltende Überforderung fördert zusätzlich die natürlich zunehmende Trocknung und Auskühlung.
Im humoralpathologischen Sinne manifestiert sich hier das Bild des melancholischen Temperamentes.

Therapiekonzept

Allgemeines

Befeuchtende und erwärmende Maßnahmen
Für ausreichend Ruhe und Schlaf sorgen
Regelmäßige aber mäßige Bewegung in frischer Luft
Licht- und Luftbäder
Keine übermäßig erwärmende und trocknende Kost (Gebratenes, Gegrilltes, Geräuchertes)
Stattdessen gekochtes Rindfleisch und mild erwärmende Kräuter
Leicht verdauliche Speisen sind zu bevorzugen
Dampfanwendungen
Hydrotherapie (z.B. Wickelanwendungen)
Harmonisches Umfeld schaffen, z.B. in kultureller und sozialer Hinsicht

Spezielle Therapie

Calcium phosphoricum Synergon 21

Dosierung: 3-mal täglich 2 Tabletten vor dem Essen im Mund zergehen lassen
Basismittel bezüglich der Trocknung und Auskühlung. Verbessert Lymphfunktion, Knochenstoffwechsel und Energiehaushalt im Wechsel mit

EF BLW ER Nr. 566 Kalium jodatum Fa. Hofmann & Sommer

Dosierung: 3-mal täglich 15 Tropfen in Wasser vor dem Essen
Verhindert frühzeitige Trocknung und verbessert den Gefäßzustand

Ambra Synergon 10

Dosierung: 3-mal täglich 15 Tropfen in Wasser vor dem Essen
Verbessert die melancholische Stimmungslage und fördert die Ausscheidung der Schwarzgalle

Cholesterinum N Synergon 102

Dosierung: 3-mal täglich 15 Tropfen in Wasser vor dem Essen
Vermindert die Trockenheit im Lebersystem
Cholagog und choleretisch, verbessert den Leberstoffwechsel

Ceanothus Synergon 57

Dosierung: 3-mal täglich 15 Tropfen in Wasser vor dem Essen
Milzstoffwechsel anregend

Solunat Nr. 12

Dosierung: 3-mal täglich 4 Tropfen in Wasser vor dem Essen
Augenfunktionsmittel, Trocknung im Auge, Makuladegeneration

Berberis Komplex Hanosan

Dosierung: 3-mal täglich 1 Tablette vor dem Essen im Mund zergehen lassen
Harnsaure Diathese

Fallbeispiel Nr. 15

Personenbeschreibung

Geschlecht	männlich
Geburtsjahr	1934
Erstbehandlung	1994 wegen gastro-cardialem Symptomenkomplex
Beschwerdebild	(2001) seit 1 Jahr Wundheitsgefühl im Schritt, nur im Sitzen, bei gleichzeitiger Missempfindung im rechten Schienbein, beides klinisch ohne Befund; Röntgenbefund: leichtes HWS-Syndrom
Vorerkrankungen	1961 infektiöse Hepatitis (serologisch nicht abgeklärt) Protrusio LWS 4/5, Hämorrhoiden, diastolische Hypertonie (RR 120/95)
Operationen	keine
Familienanamnese	keine

Wertung	4, Grundfarbe blau
Konstitution	lymphatisch – hyperplastisch

Rechtes Auge

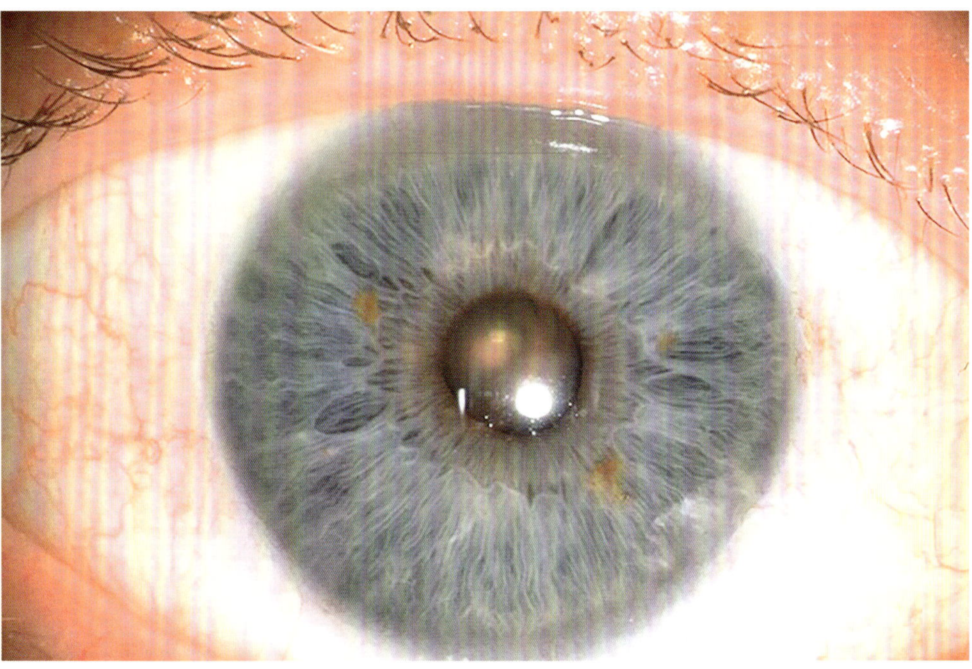

Regionäre Betrachtung	
Pupille	keine relevanten Zeichen
Krausenzone	Sphinkterring deutlich sichtbar, 1. Region abgedunkelt 2. Region partiell aufgehellt
Krause	unregelmäßiger Verlauf mit partieller Aufhellung
humorale Region	partiell aufgehellt stellenweise pigmentiert
4. Region	Wechsel von hell – dunkel (→ schwankende Energieproduktion)
5. Region	keine relevanten Zeichen
6. Region	Arcus lipoides cranial Außenorganzeichen

Sektorale Betrachtung	
50` – 10`	aufgehellte Krause und Krausenzone
5` – 10`	Schwellungszeichen mit abgedunkelter Randzeichnung
15`	Belastungsausläufer mit Lockerung in der Ziliarzone (→ Schilddrüse – evtl. kalter Knoten)
20`	Lockerungszeichen (→ Wirbelsäule – Becken)
30` – 40`	Aufhellungen mit gelblicher Verschmierung (→ beginnendes hepato-renales Syndrom)
43`	Bronchialzeichnung mit Aufhellung
40` – 50`	Abdunkelung mit Rarefikation, verquollene Radiäre eingelagert bei **45`** mit eingedrückter Krause (→ Stau im kleinen Kreislauf)
50`	Pseudolakune (→ erworbene Schädigung des Waldeyerschen Rachenringes), topolabile Pankreaspigmente

Harmonische Linien

- Hals-Genick-Linie
- Achsel-Kreuz-Linie

Linkes Auge

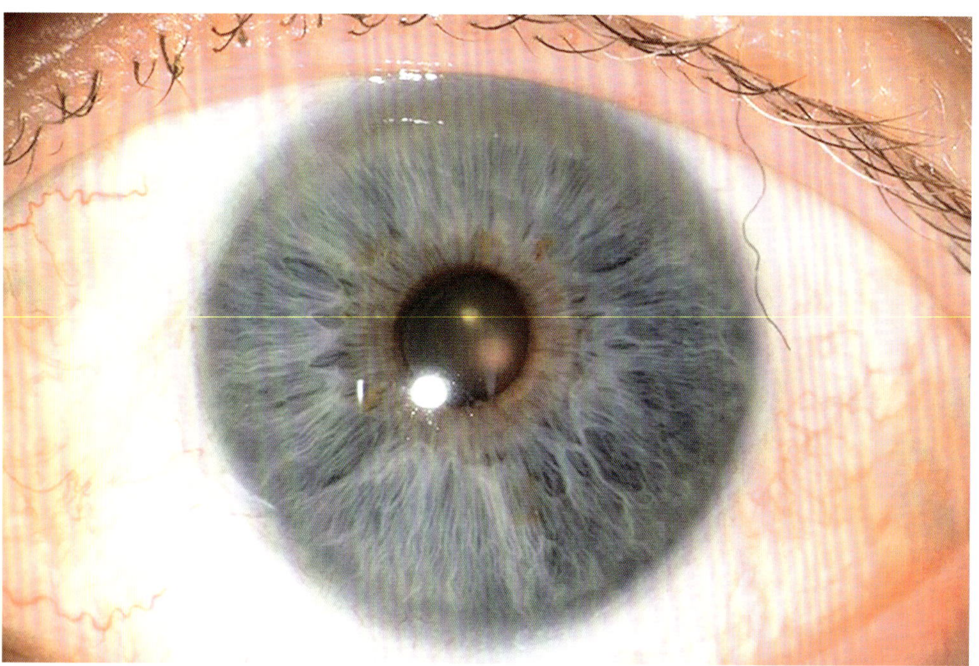

Regionäre Betrachtung	
Pupille	keine relevanten Zeichen
Krausenzone	Sphinkterring deutlich sichtbar, 1. Region abgedunkelt 2. Region partiell aufgehellt eingeengte Krausenzone
Krause	unregelmäßiger Verlauf mit partieller Aufhellung
humorale Region	partiell aufgehellt, stellenweise pigmentiert
4. Region	Wechsel von hell – dunkel (→ schwankende Energieproduktion)
5. Region	keine relevanten Zeichen
6. Region	Arcus lipoides cranial Außenorganzeichen

Sektorale Betrachtung Aufhellungen und Verdichtungen im Kopfsektor („Kopfverschleimung“)	
10`	Halbseitenlakune (→ erworbene Schädigung des Waldeyerscher Rachenringes)
10` – 20`	Abdunkelung bevorzugt in der 4. kleinen Region (Dissimilationsminderung → Energiemangel am Herzen, → Sauerstoffversorgung verringert)
35`	Verschmierung – Abdunkelung (→ Leberrückwand – Stauung – Fettleber)

Harmonische Linien

- Keine relevanten Zeichen

Energietransformation

Rechtes Auge	**Linkes Auge**
Assimilation vermindert	Assimilation vermindert
Dissimilation und Elimination ohne Befund	Dissimilation und Elimination ohne Befund

Fazit

Aus der lymphatisch-hyperplastischen Konstitution resultieren schlaffe Fasern mit verminderter Leistung des Bindegewebes. Bindegewebe ist hier im Sinne von Stützgewebe, aber – nicht zu vergessen – auch im Sinne von Abwehrfunktion (siehe „Waldeyerscher Rachenring“) zu verstehen. Die Befunderhebung aus dem Auge bietet für das oben genannte Beschwerdebild wenig relevante Zeichen für Diagnose und Therapie.
Als Hinweis ist im rechten Auge bei 20` das Lockerungszeichen und die eingedrückte Krause zu werten. Als Interpretation bietet sich eine Instabilität im Bereich der unteren Wirbelsäule und des Beckens an. Hier laufen konstitutionelles Gefüge und aktuelle Beschwerden zusammen.
Das Beschwerdebild weist auf eine Spinalnervenirritation im Bereich der Segmente LWS 4/5 und LWS 5/S 1 hin.
Im vorliegenden Fall könnte eine statische und funktionelle Diagnosestellung aus dem Bereich der Chiropraktik/Osteopathie hilfreich sein.

Humoralpathologische Zusammenschau

Die Ursache der Beschwerden, Wundheitsgefühl im Schritt bei gleichzeitigen Parästhesien im rechten Schienbein, ist unter Einbeziehung der Vorerkrankung, Protrusio LWS 4-5 und der vorherrschenden lymphatischen Konstitution sicherlich im Bereich des Binde- und Stützgewebes zu suchen. Dies bestätigt sich bei Einbeziehung des Lockerungszeichens im rechten Auge bei 20`, das die Achsel-Kreuz-Linie kennzeichnet.
Kennzeichen dieser Konstitution sind Calciumstoffwechselstörungen, Bindegewebsschwäche, Tonusminderung, Haltungsschwäche, Gewebsverschlackung und Minderleistung der Abwehrsysteme. Nach alter Bezeichnung handelt es sich hierbei um eine Knochenskrofulose. Nach traditionellerer humoralpathologischer Vorstellung ist dies ein Syndrom, unter dem einige Erkrankungen firmieren: Osteochondrose, Osteoporose und andere Skeletterkrankungen.
Die Knochenskrofulose gilt als Erkrankung, die mit Trocknung einhergeht. Daher ist oberste therapeutische Maßgabe Befeuchten und, genau genommen, auch die Verbesserung der Struktur.

Therapiekonzept

Allgemeines

Manuelle Therapieverfahren wie Chiropraktik, Osteopathie, Schröpfen und Baunscheidtieren im Bereich der LWS
Heilgymnastische Übungen zur Stabilisierung der unteren Wirbelsäule
Medikamentöse Behandlung der Spinalnervenirritation
Medikamentöse Therapie zur Kräftigung und Stabilisierung der Gewebsstrukturen im Bereich des unteren Rückens und befeuchtende Maßnahmen für das Bandscheibengewebe

Spezielle Therapie

Calcium phosphoricum Synergon 21

Dosierung: 3-mal täglich 2 Tabletten im Mund zergehen lassen

Befeuchtet das Gewebe, verbessert den Calciumstoffwechsel, stärkt das Bindegewebe

Biochemie Bombastus Nr.19 Cuprum arsenicosum D6

Dosierung: 3-mal täglich 2 Tabletten vor dem Essen im Mund zergehen lassen

Ischialgien, krampfartige und brennende Schmerzen mit Zucken der Beine

Rhododendron Synergon 89

Dosierung: 3-mal täglich 15 Tropfen in Wasser vor dem Essen

Neuralgische und neuritische Erkrankungen mit Parästhesien

Biochemie Bombastus Nr. 11 Silicea D3

Dosierung: abends 3 Tabletten im Mund zergehen lassen

Befeuchtet das Bindegewebe, verbessert die Knochen- und Gelenksernährung

Literaturverzeichnis

Angerer, Josef: *Handbuch der Augendiagnostik, München: Tibor Marczell 1984.*

Broy, Joachim: *Repertorium der Irisdiagnose, Kulmbach: ML Verlag 2016.*

Broy, Joachim: *Die Konstitution. Humorale Diagnostik und Therapie, Kulmbach: ML Verlag 2016.*

Hemm, Werner/Siewer, Uwe: *Augendiagnose für die Praxis erkennen, ersetzen, behandeln, Oberhaching: Gesundheits-Dialog-Verlag 1998*

Madaus, Magdalene: *Lehrbuch über Irisdiagnose, Bonn am Rhein: P. Rohrmoser 1930*

Eigene Aufzeichnungen der Autoren

Die Autoren

Stefan Mair, Jahrgang 1962, hat seine Heilpraktikerausbildung an der Josef-Angerer-Schule in München absolviert. Seit 1989 führt er seine Praxis in München. Seit vielen Jahren hält er Vorträge zu den verschiedensten naturheilkundlichen Themen, ist Autor mehrerer Fachbücher und Publikationen, sowie Lehrer an der Josef-Angerer-Schule für das Fach Augendiagnose.

Bernhard Kranzberger, geboren 1958 war nach dem Abitur beim Wehrdienst als Sanitätssoldat. Anschließend studierte er einige Semester Medizin an der TU und der LMU München. Die Ausbildung zum Heilpraktiker machte er an der Josef-Angerer-Schule. Nach kurzer Assistenzzeit folgten mehrere Jahre Praxisarbeit mit den Schwerpunkten traditionelle Heilverfahren, Homöopathie und Pflanzenheilkunde.

Michael Schünemann, Jahrgang 1964, hat seine Heilpraktikerausbildung an der Josef-Angerer Schule in München absolviert. Er führt seine Praxis bereits in vierter Generation. Seit 1998 ist er Dozent in der kollegialen Fort- und Ausbildung mit den Schwerpunkten traditionelle Naturheilkunde, Irisdiagnostik sowie Funktionale Homöopathie.

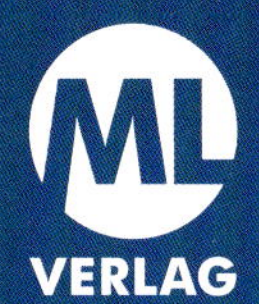

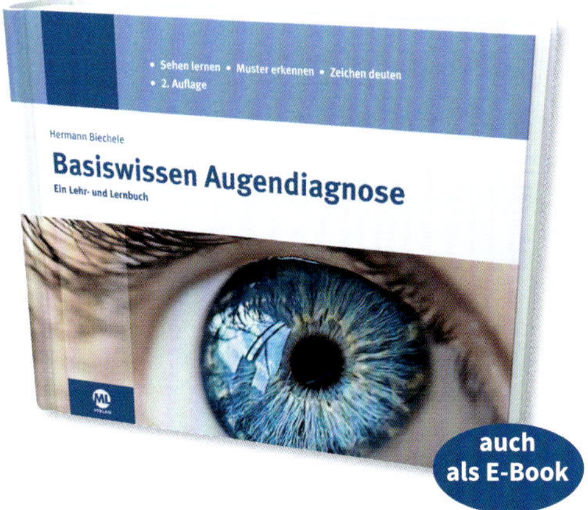

Sehen lernen, Muster erkennen und Zeichen deuten

Wie entstehen die Zeichen im Auge und was bedeuten sie? Die Augendiagnose bietet zahlreiche Hinweise auf die Konstitution eines jeden Patienten und kann erklären, wie und warum ein Mensch krank wird – eine wertvolle Hilfe in der naturheilkundlichen Therapie und Prophylaxe.

Übersichtlich, leicht verständlich und konzentriert auf das Wesentliche lernt der Leser die Zeichen im Auge, ihre Bewertung sowie Möglichkeiten und Grenzen der Augendiagnose kennen. Auf über 200 farbigen Übersichts- und Detailfotos zeigt der Autor, wie augendiagnostische Phänomene und wiederkehrende Muster zu erkennen und sicher zu bestimmen sind und wie die allgemeine Bedeutung jedes Zeichens durch Besonderheiten wie Struktur, Farbe usw. modifiziert wird.

2., erweiterte Auflage inkl. Iris-Topographie nach Jaroszyk.

Hermann Biechele
Basiswissen Augendiagnose
2. Auflage 2019, Hardcover, 200 Seiten
ISBN 978-3-96474-214-8
69,95 Euro

Leseprobe und Bestellung auf www.ml-buchverlag.de

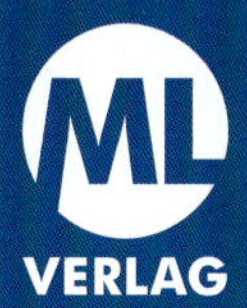

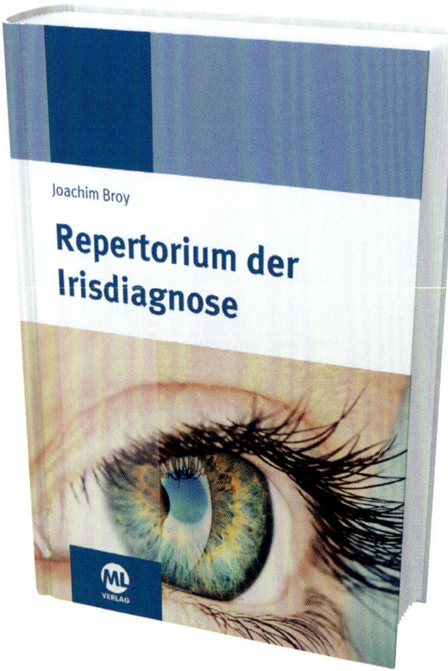

Joachim Broy
Repertorium der Irisdiagnose
5. Auflage 2016, Hardcover, 640 Seiten
ISBN 978-3-946321-78-1
98,95 Euro

Umfassendes Nachschlagewerk irisdiagnostischer Strukturzeichen

Das umfassendste und unerreichte Fach- und Lehrbuch zur Irisdiagnose: 500 sorgfältig erstellte farbige Iriszeichnungen ermöglichen es, die Iriszeichen der Patienten rasch und präzise zu erkennen und zu bewerten. Dadurch gelingt es dem Heilpraktiker, auch schwer erkennbare Zeichen zu sehen, Nebenbefunde richtig einzuordnen und so die richtige Diagnose zu treffen.

Konkrete Hinweise zu den therapeutischen Optionen vervollständigen das Standardwerk. Das Muss für die engagierte Naturheilpraxis!

Unser Bestellservice

 09221 949-311

 09221 949-377

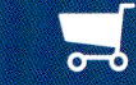 www.ml-buchverlag.de

 kundenservice@mgo-fachverlage.de

mgo fachverlage GmbH & Co. KG
E.-C.-Baumann-Str. 5
95326 Kulmbach